U0213641

# 人体那些事儿

## 500 FANTASTIC FACTS about
## YOUR BODY

[英]安妮·鲁尼◎著　桂小黎◎译

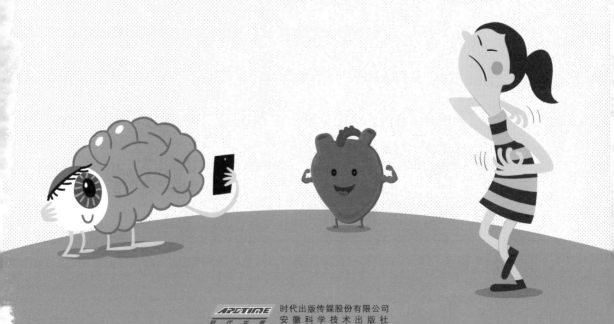

ARTTIME
时代出版
时代出版传媒股份有限公司
安徽科学技术出版社

[皖] 版贸登记号：12171756

图书在版编目（ＣＩＰ）数据

人体那些事儿 / （英）安妮·鲁尼著；桂小黎译.－－合肥:安徽科学技术出版社,2020.6
（幼儿百科全书）
ISBN 978-7-5337-6419-7

Ⅰ.①人… Ⅱ.①安…②桂… Ⅲ.①人体-儿童读物 Ⅳ.①R32-49

中国版本图书馆 CIP 数据核字(2019)第 254821 号

RENTI NAXIE SHIR
人体那些事儿

[英]安妮·鲁尼　著
桂小黎　译

出　版　人：丁凌云　　选题策划：黄　轩　聂媛媛　　责任编辑：聂媛媛
责任校对：岑红宇　　责任印制：廖小青　　　　　　封面设计：李昆仑
出版发行　时代出版传媒股份有限公司　　http://www. press-mart. com
　　　　　安徽科学技术出版社　　　　　http://www. ahstp. net
　　　　（合肥市政务文化新区翡翠路 1118 号出版传媒广场,邮编:230071）
　　　　电话:（0551)63533330
印　　　制：合肥华云印务有限责任公司　　　电话:(0551)63418899
（如发现印装质量问题,影响阅读,请与印刷厂商联系调换）

开本:787×1092　1/24　　印张:$12\frac{2}{3}$　　字数:300 千
版次:2020 年 6 月第 1 版　　2020 年 6 月第 1 次印刷

ISBN 978-7-5337-6419-7　　　　　　　　　定价:68.00 元

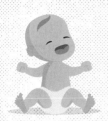

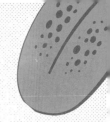

# 目　录

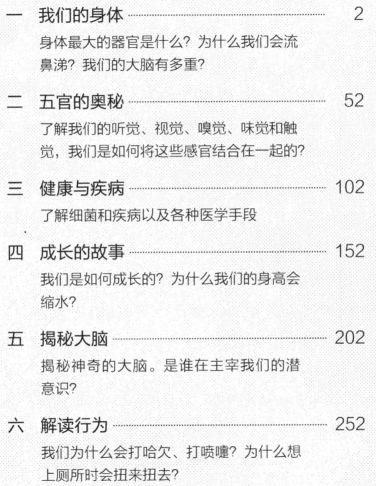
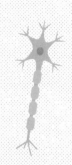
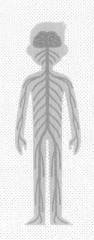
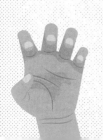

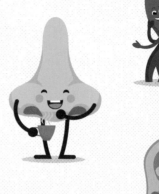
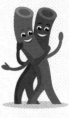
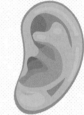
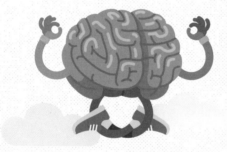

# 导　读

　　小朋友，你们知道吗？人体是一个小宇宙，从强壮的肌肉到聪明的大脑，都有令你瞠目结舌的趣闻。身体最大的器官是皮肤；你的指纹是独一无二的；每个人大约有10万根头发；我们身上最小的骨头藏在耳朵里；我们的身体还是数以万亿微生物的家园……

　　这本书将向你揭秘人体的奇妙世界。书中可爱的插图，惊人的数据档案，绝对会让你大开眼界哦！看完这本书，你也会成为医学小博士，随时如数家珍，将这些趣味知识"秀"给大家看！

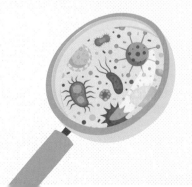

# 心脏一生总共跳动 30亿次

心脏每分钟跳动约80次，构成心脏的肌肉通过收缩和放松将血液从心脏中泵出，然后输送到全身。每次收缩和放松的过程就是一次心跳。

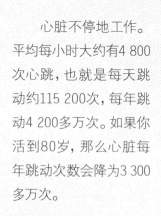

心脏不停地工作。平均每小时大约有4 800次心跳，也就是每天跳动约115 200次，每年跳动4 200多万次。如果你活到80岁，那么心脏每年跳动次数会降为3 300多万次。

# 身体的60%都是水

我们的身体虽然看起来是固体，但其实60%左右都是水。这些水主要储存在细胞中，细胞是构成人体的微小组成部分。

每天要喝足够的水才能保证身体健康。

你知道我们的身体是由哪些化学元素构成的吗？

构成人体的化学元素中，99%是氧、氢、碳、氮、钙和磷。

剩下的1%基本上是钾、硫、钠、氯和镁等。

# 你的指纹是独一无二的

即便是同卵双胞胎，指纹也是不同的。

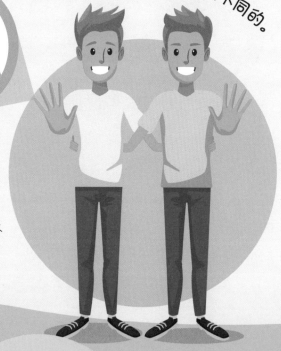

指纹是指尖上凹凸不平的纹线，当宝宝还在妈妈子宫里时，指纹就开始生长了。研究认为，指纹是胎儿手指表皮受到压力形成的。即使是同卵双胞胎，他们在子宫内所处的位置也是不一样的，所以每个手指承受的压力也不相同。

螺纹

拱形纹

环形纹

指纹有多种形态，比如斗形、弓形、箕形和双箕形。指纹除了总体形态不同之外，纹形的多少、长短也因人而异。

指纹大约有640亿种不同的形态，所以你几乎找不到和你拥有一模一样指纹的人。

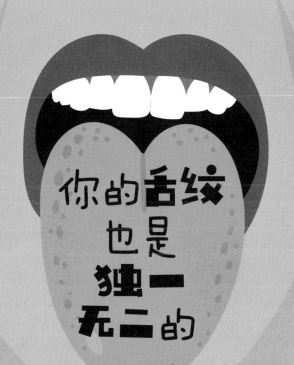

你的**舌纹**也是**独一无二**的

除了指纹之外，舌纹也是因人而异的，即使是同卵双胞胎也不例外。

不过边检人员或警察应该不会让我们留下舌纹来辨别身份。

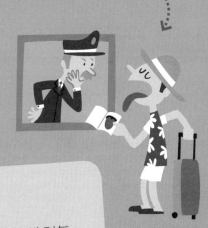

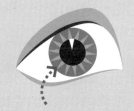

虹膜

人们可以通过虹膜识别技术来辨别每个人眼睛的不同。虹膜是眼睛瞳孔周围蓝色、绿色或棕色的部分。当人们的手被烧伤或受伤时，指纹就会发生变化，而虹膜和舌纹无论如何是不会改变的。

# 毛茸茸的 小肠

小肠壁上覆盖着一层细小的、像手指一样的绒毛，它们被称为"小肠绒毛"，负责从食物中吸收营养物质。

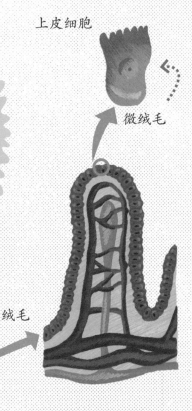

上皮细胞

微绒毛

绒毛

肠壁

肠壁褶皱

如果小肠只是一根光滑的管子，那么当食物通过时，由于肠壁内面积较小，就无法吸收太多营养物质。而毛茸茸的肠壁面积足够大，可以吸收更多的营养。

小肠绒毛上还长有一层微绒毛。绒毛让小肠壁的面积扩大近30倍，而微绒毛的存在让小肠壁的面积扩大了600倍。

# 很多身体部位是
## 成对存在的

我们有两只胳膊、两条腿、两只眼睛、两只耳朵、两个鼻孔。身体里面有两个肾和两个肺。

但 是
我们只有一个心脏、一个肝脏、一个鼻子、一张嘴、一个胃和一个大脑。当然啦，还有一个脑袋。

即使对称的身体部位只剩下一个，比如只剩一个肾、一只眼睛或一条腿，人们也能生存下去。那么，为什么还要有两个呢？多数情况下，成对存在的身体部位是为了让我们的生活更加轻松。我们可以单腿跳，但只能用双腿跑；同样的，一双眼睛、两只耳朵能让我们更清晰地感受这个世界。

# 皮肤是最大的身体器官

当我们完全长大后，皮肤的覆盖面积约1.9平方米。

眼皮上的皮肤是最薄的，只有0.5毫米厚。

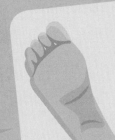

最厚的皮肤在脚底，厚度达4毫米。

皮肤覆盖全身，可以帮助我们控制体温，同时保护我们的身体免受极端天气和外界有害物质的伤害。当温度发生变化时，当我们碰触物体或受伤时，皮肤上的神经会让我们感知到发生的一切。

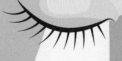

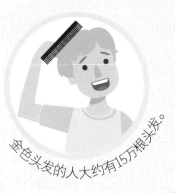

金色头发的人大约有15万根头发。

# 每个人大约有 10万根头发

具体有多少根头发，这取决于我们头发的颜色。

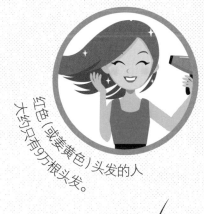

红色（或姜黄色）头发的人大约只有9万根头发。

棕色或黑色头发的人大约有10万根头发。

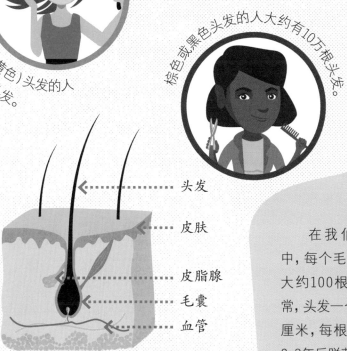

每根头发都来自一个毛囊，也就是皮肤上的一个小孔。毛囊在我们出生时就存在了，毛囊也会随着我们的成长而变大。

头发
皮肤
皮脂腺
毛囊
血管

在我们的一生中，每个毛囊会长出大约100根头发。通常，头发一个月生长1厘米，每根头发生长2~3年后脱落。

# 撞到胳膊肘可不是好玩儿的事

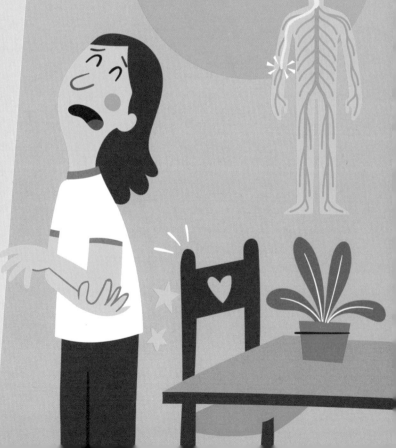

神经成束排列，每条神经由神经元(神经细胞)组成。脊髓里有135亿个神经元，它们在大脑和身体之间传递信息。

当我们的胳膊肘不小心撞到硬物的时候，会产生刺痛和麻木的感觉。这种感觉并不是来自骨头，而是来自骨头缝隙的神经。

这些神经靠近肘部的表面，从脊椎一直延伸到小手指，因此身体上下都可能有刺痛感。

# 和**大象**一样**高**的
## 世界第一**巨人**

3 米

2.5 米

2 米

世界纪录上最高的人是住在
美国的罗伯特·潘兴·瓦德罗。他于
1940年去世，当时身高2.72米，和一
头雄性亚洲象一样高！

1.5 米

**男性的
平均身高是
1.77米。**

瓦德罗每天都需要大量进食以
维持生命。他最重的时候，体重
达到了222.7千克。每天吃进去
的食物热量高达33 600千焦
（8 000千卡），是
正常成年人的4
倍。

1 米

世界上最矮的
人是钱德拉·巴哈杜尔·
唐吉，他是尼泊尔的一名织布
工和水牛养殖户。唐吉身高
54.6厘米，只有6听水果罐
头叠起来那么高。

0.5 米

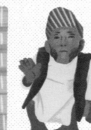

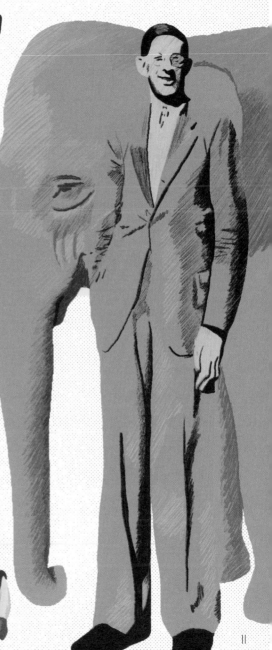

0 米

11

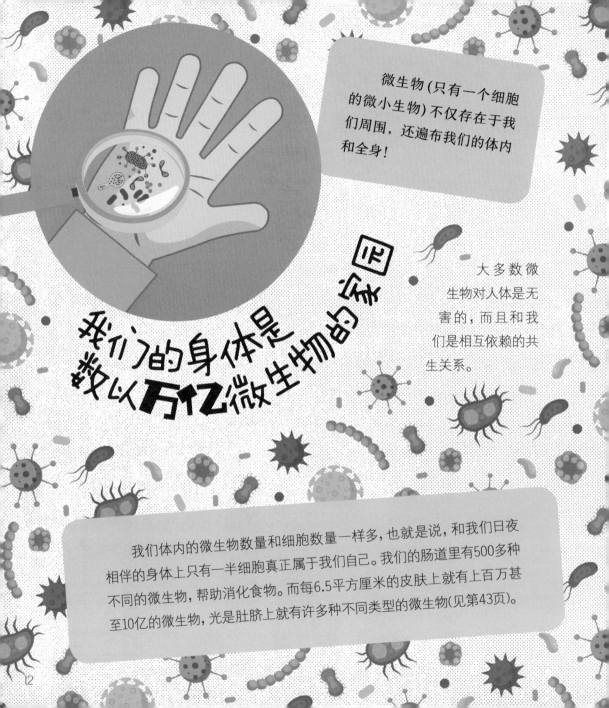

微生物（只有一个细胞的微小生物）不仅存在于我们周围，还遍布我们的体内和全身！

# 我们的身体是数以**万亿**微生物的家园

大多数微生物对人体是无害的，而且和我们是相互依赖的共生关系。

我们体内的微生物数量和细胞数量一样多，也就是说，和我们日夜相伴的身体上只有一半细胞真正属于我们自己。我们的肠道里有500多种不同的微生物，帮助消化食物。而每6.5平方厘米的皮肤上就有上百万甚至10亿的微生物，光是肚脐上就有许多种不同类型的微生物（见第43页）。

# 睫毛上的小虫

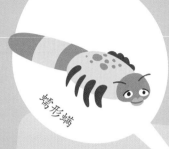

蠕形螨

我们的身体不仅布满微生物，同时也寄生着各种大大小小的虫子。

睫毛螨生活在睫毛或眉毛生长的小孔(毛囊)中。因为体形太小，我们是看不见它们的，所以也不知道它们到底藏在哪儿。还有一些螨虫和小虫子生活在我们的皮肤下面，让人感觉痒痒的。

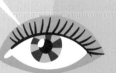

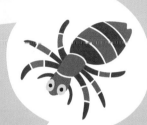

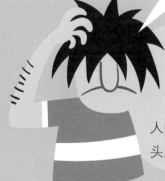

别忘了还有头虱，它们生活在人的头发上，从头皮上吸血。

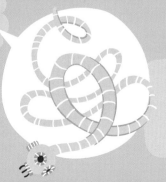

体积更大的寄生虫，比如绦虫，生活在人类的肠道里。绦虫通常只有十几厘米长，但最长可达15米。

# 身体像个压缩机！

人体的容积比我们想象的还要大。

人的平均容积是66升。

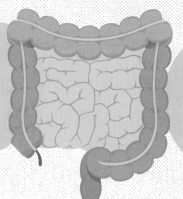

人的小肠一点儿也不小，平均长度为3~5米。

大肠实际上比小肠要短1.5米。

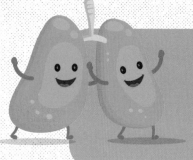

人的肺由许多小的囊构成，其内部总面积为70平方米。

人每天会产生1升的唾液。

人体内的红细胞比任何其他类型的细胞都多，一个成年人有20万亿~30万亿个红细胞。

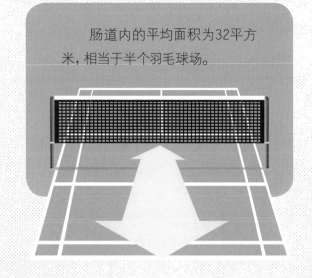

肠道内的平均面积为32平方米，相当于半个羽毛球场。

如果将我们体内所有的血管首尾相连，长度可达96 000千米，而成年人的血管长度可达16.1万千米。

即使是两个肾内的细小血管加起来也有160千米长。

将成年人身体里的所有神经首尾相连，长度可达15万千米，这是地球到太阳距离的千分之一。

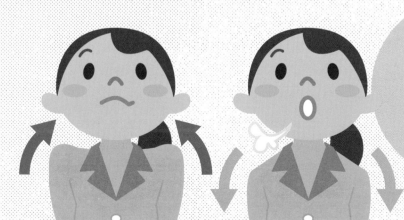

成年人平均每分钟吸进7.5升的空气(然后再呼出)。

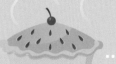

食物进入口腔的那一刻就开始消化了。当我们咀嚼的时候，牙齿把食物切成小块，唾液开始分解食物。这一环节要30~60秒，冰激凌分解起来比较快。

# 食物从入口到排出需要 24~36小时

我们通常用4~8秒的时间将食物从食管(通向胃部的管道)咽下去，然后花2~4个小时搅拌溶解，把食物变成厚厚的白色乳状物。

消化过程会在肠道其他部分缓慢进行几个小时，其间小肠会吸收不同的营养物质。

最后，无法被吸收的部分会从肠道另一端排出。

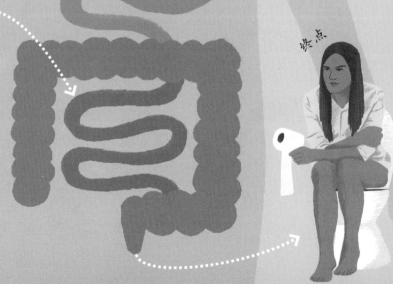

# 我们身上**最小**的骨头 **藏**在耳朵里

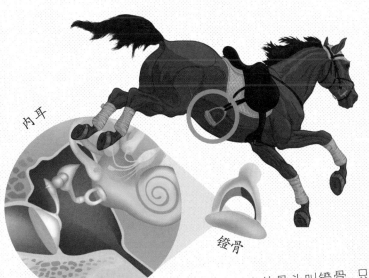

内耳

镫骨

实际大小

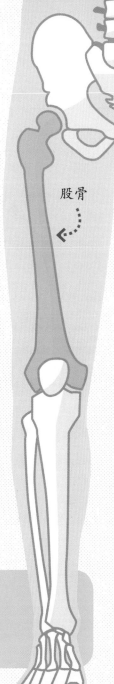

股骨

我们身上最小的骨头叫镫骨,只有2.8毫米长。它的形状像骑手用到的马镫。它负责把声音传到内耳,是听觉产生的关键所在。

我们身上最大的骨头是股骨,也叫"大腿骨"。股骨从髋关节一直延伸到膝盖,是大腿上唯一的骨头。成年男性股骨约50厘米长。

# 我们的**右脑**控制着**左**半边身体

而左脑控制着右半边身体。

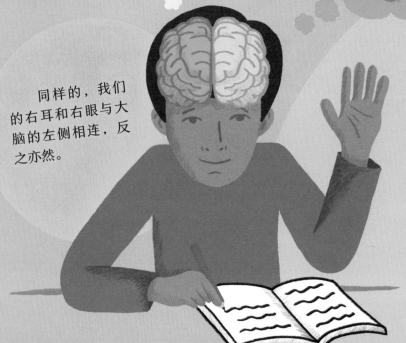

同样的，我们的右耳和右眼与大脑的左侧相连，反之亦然。

当你抬起左臂时，发出指令的其实是右脑。当某一侧大脑受到损伤时，对应一侧的身体功能就会丧失。

# 我们的**大脑**和一个生日蛋糕一样**重**

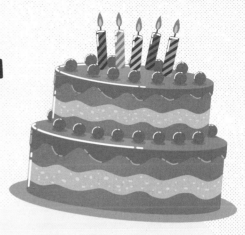

我们长大后，大脑的重量为1.3~1.4千克，这个重量和一个涂有糖霜的双层生日蛋糕的重量差不多。

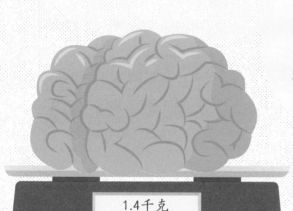

1.4千克

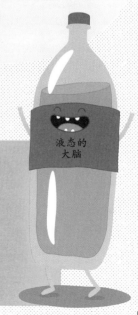

液态的大脑

大脑占据了颅内80%的空间，其他部分充满了血液和脑脊液这种特殊液体。如果将头骨里的东西变成液体（只是说说而已），一个2升的饮料瓶也装不下。

# 成年人平均有 37.2万亿个细胞

那就是37 200 000 000 000个细胞。

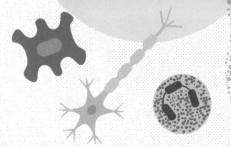

我们全身由不同类型的细胞组成，包括血细胞、骨细胞、神经细胞和皮肤细胞。这些细胞各司其职。一个不太胖的人有500亿个脂肪细胞，而心脏有20亿个心肌细胞。

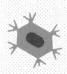

人体内的细胞不是一成不变的，大多数会在耗尽后形成新的细胞。一些神经元(身体和大脑中的神经细胞)可以存活数十年，而皮肤表层和肠道内部的细胞只能存活几天。

# 我们的皮肤有好几层

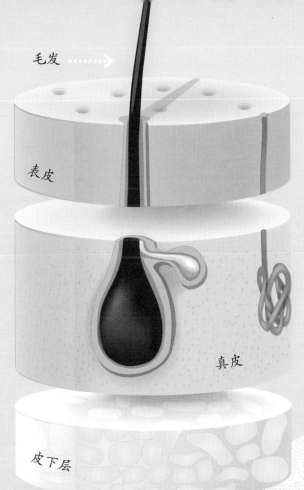

毛发

表皮

真皮

皮下层

肌肉

最上面的一层皮肤(表皮)很薄,具有防水性,将我们的内部和外面的世界隔开。下一层皮肤(真皮)是坚韧的结缔组织,也是汗腺和毛囊的所在。而底层皮肤(皮下层)是由脂肪和结缔组织构成的,所以看起来一点儿也不像皮肤。神经和血管就分布在真皮层。

我们的表皮不断脱落再更新,每个皮肤细胞只能生存14~28天。成年人一年会脱落大约500克的皮肤细胞,也就是说,我们一生中脱落的表皮重量可达自身体重的一半。

# 我们的胃里会产生**胃酸**

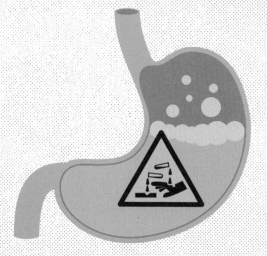

这种用来溶解食物的酸非常厉害，甚至可以腐蚀钢铁刀片。

我们的胃会产生一种特殊的黏液，保护其不受胃酸的侵害。如果黏液中有缝隙，胃酸就会透过缝隙侵蚀胃黏膜，那问题就大了。

一位美国外科医生在救助一名腹部中弹的男子时，了解到很多关于胃酸和消化的知识。伤口愈合了，但在他的胃里留下了一个洞，医生试着放入导管，观察它们的溶解过程。

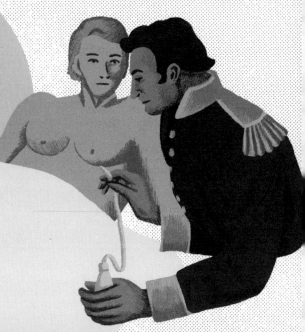

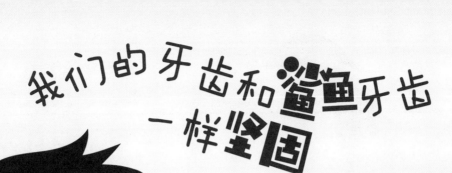

# 我们的牙齿和鲨鱼牙齿一样坚固

我们没有鲨鱼那样的咬合力，原因是我们的嘴比鲨鱼小得多，下颌也不能像鲨鱼那样紧紧咬合。

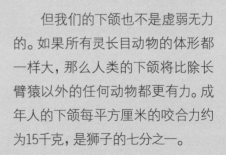

但我们的下颌也不是虚弱无力的。如果所有灵长目动物的体形都一样大，那么人类的下颌将比除长臂猿以外的任何动物都更有力。成年人的下颌每平方厘米的咬合力约为15千克，是狮子的七分之一。

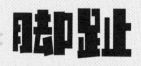

# 脚趾
## 也是有用的!

我们的手指显然是有用的,那么脚趾呢?

黑猩猩在爬树时用脚趾来抓东西,我们的祖先也是这么做的。但是现在,脚趾是用来帮助我们保持身体平衡的。当我们跑步时,身体所有的重量都是放在脚趾上的。

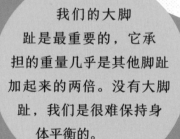

我们的大脚趾是最重要的,它承担的重量几乎是其他脚趾加起来的两倍。没有大脚趾,我们是很难保持身体平衡的。

义趾可以帮助失去大脚趾的人保持身体平衡。3000年前,一个古埃及女孩用木头做了一个义趾,形态和她的脚完全匹配。

# 头发变白是因为头皮细胞死亡

头发是黑色、棕色、金色还是姜黄色取决于每根头发底部的细胞，它们在头发生长的过程中会分泌一种黑色素。如果分泌了大量的黑色素，那么我们的头发就是黑色的。如果分泌的黑色素少，我们的头发就是白色的。

随着年龄的增长，色素细胞开始死亡，不能再分泌黑色素了。没有黑色素的头发实际上是透明的，但看起来是白色或浅灰色的。当头发看起来是灰色的时候，通常是因为有黑白相间的头发。

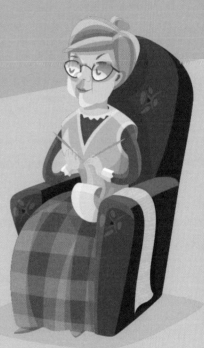

# 如果我们知道自己的体重，就能计算出身体器官的重量

这种计算方法适用于成年人，结果因人而异，仅供参考。

皮肤大约占人体重量的16%。

肺把身体需要的氧气带入体内，但肺的重量只占我们体重的4%。

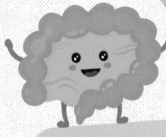

又长又黏的肠道约占我们体重的6%。

腿与脚相连，两者加起来几乎占我们体重的40%。

我们有两只脚，加起来约占体重的3%。

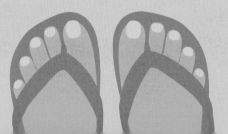

胳膊比较轻，加起来只占体重的13%。

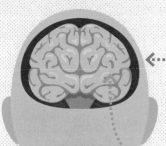

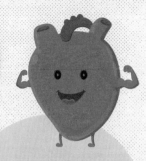

头部约占人体重量的7%。

大脑的重量不到头部重量的一半，约占体重的2.6%。

心脏功能繁多，但只占体重的0.5‰。

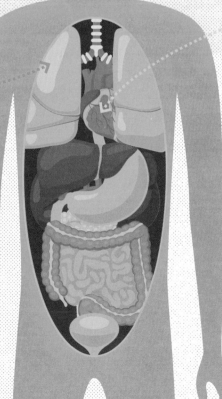

身体中部的躯干占体重的43%~48%。

血液遍布我们的全身，但总重量只占人体重量的8%。

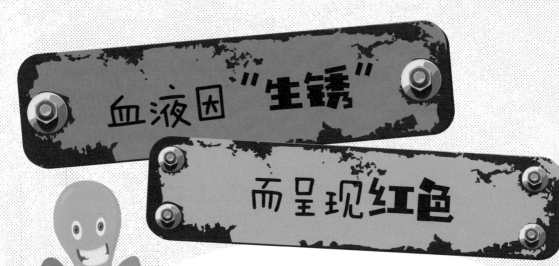

# 血液因"生锈"而呈现红色

我们的血液利用一种叫作血红蛋白的物质为身体输送氧气，而血红蛋白中含有铁，铁锈是氧化铁，即铁和氧的化合物，这正是血液中所包含的物质。

有些动物的血液中含铜，而不是铁，因此血液呈蓝色。

血液中的红色物质，即红细胞，约占血液体积的一半。

剩下的大部分是血浆，一种淡黄色的液体。

还有白细胞，它们帮助人体抵御疾病，但不携带氧气。

还有一种叫作血小板的微小细胞。因为血小板的存在，我们的皮肤被割伤后才会及时止血并结痂。

# 所有**早期**人类
## 都是**深色皮肤**

早期人类拥有深色皮肤和大量黑色素。深色皮肤可以防止晒伤，所以很适合他们居住地的气候环境。

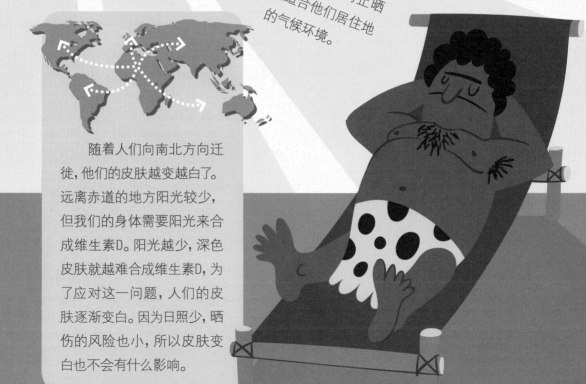

随着人们向南北方向迁徙，他们的皮肤越变越白了。远离赤道的地方阳光较少，但我们的身体需要阳光来合成维生素D。阳光越少，深色皮肤就越难合成维生素D，为了应对这一问题，人们的皮肤逐渐变白。因为日照少，晒伤的风险也小，所以皮肤变白也不会有什么影响。

# 当我们感到冷或害怕的时候，会像猫一样"竖毛"

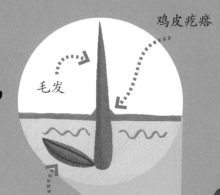

鸡皮疙瘩

毛发

肌肉

当我们感到冷或害怕的时候，浑身会起鸡皮疙瘩，就像猫在受到惊吓的时候会"竖毛"（皮肤上细小的肌肉牵拉着毛发的根部，使毛发竖起来）一样。我们的毛发又细又短，所以看起来不会像猫咪那样毛茸茸的。

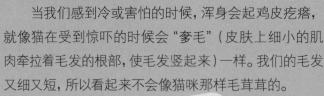

我们的祖先毛发更加旺盛，起鸡皮疙瘩时，毛发会竖立起来。这样做可能是为了保暖，也可能是为了让我们在敌人面前显得更庞大、更凶猛。

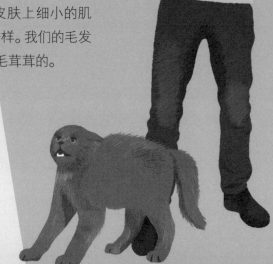

# 我们的
## 肠道里有另一个
## "大脑"

它不是真正的大脑，而是由上亿个神经元（神经细胞）组成的集合，它们在我们的肠道里协同合作。

肠道里的神经元数量比脊髓（脊髓负责在大脑和身体之间传递信息）中的还多。肠道的"大脑"在不影响真正的大脑的情况下消化食物，产生或消除饥饿感。

肠道能感知到我们的情绪。当你感到害怕或不安时，可能会觉得恶心想吐；当你感到焦虑时，胃也会感到"紧张"；如果吃得太饱，整个人就会变得懒洋洋的。

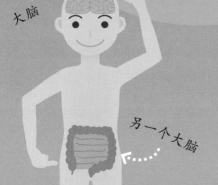

大脑

另一个大脑

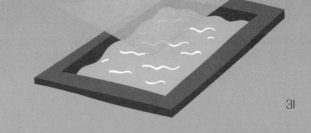

# 我们是哺乳动物，
## 所以才会**毛茸茸**的！

所有的哺乳动物，包括人类在内，身体表面都覆盖有一层毛发。这也是哺乳动物和鸟类、鱼类、爬行动物以及其他动物的区别之一。

除了头发之外，我们的身上还长有大量的毛发。当然，最明显的还是我们的头发。

成年人身上的毛发最为明显，比如腋窝下、双腿上和双腿之间，男性的面部、胸部和后背也会有毛发。身体其他地方的体毛也很多，但是非常细小，所以不容易看到。

我们有约500根眉毛和550根睫毛。

# 我们的血液一天循环 1 000 次

心脏跳动时，血液被输送至全身，然后通过肺部。一个血细胞每一分半钟在身体内循环一圈，大约每小时循环41次。

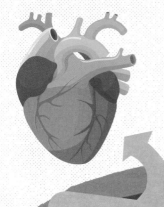

负责所有这些工作的器官，也就是心脏，几乎和我们的拳头一样大。心脏和我们的身体以相同的速度生长，所以无论多大年纪的人都可以握紧拳头，看看自己的心脏有多大。

我们的平均血流速度为4.8~6.5千米/小时。

# 我们一生当中 会吃掉约 **50吨食物**，其中约三分之一会被身体排出。

食物残渣占粪便的二分之一到三分之二。除此之外，粪便中还有从肠道内部脱落下来的死皮、大量的微生物以及水分。

因此可以计算出，如果吃下去的食物中有三分之一被排出，那么一生中便便的总重量约为22 700千克。

22 700千克

# 肚脐绒毛在中年
# 男性中最为常见，

尤其是那些腹部多毛的人。

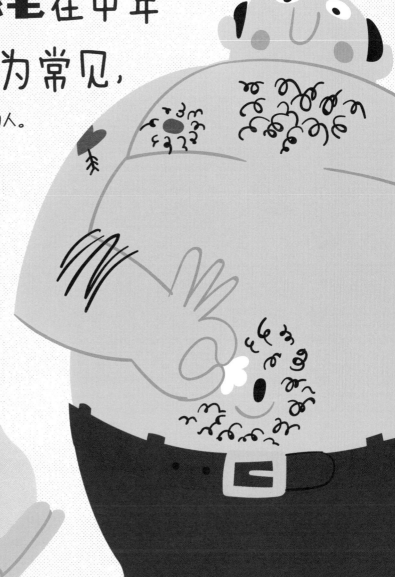

研究人员认为，肚脐周围的毛发会将布料、丝线、灰尘和绒毛聚集到肚脐上。剃掉肚子上的毛可以减少肚脐绒毛(小孩和女性的肚脐绒毛比较少)。

一名男子收集了他的肚脐绒毛，发现503个样本的重量总共不足1克。

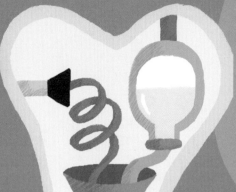

# 我们的骨头是
# 造血工厂

成年人体内
有5.5升的血液，而
且大部分在骨头里。

每根骨头的正中间都有
一块湿软的东西，叫作骨髓。
有些骨头的骨髓是黄色
的，有些是红色的。红骨髓是
身体产生红细胞和白细胞的
地方。我们出生的时候，所有的
骨头都有红色的骨髓；但成年后，大
约一半的骨髓会变成黄色。

红细胞能活120天左右，白
细胞只能活3~4天，所以骨髓的
造血任务还是很艰巨的。

# 我们的头发和手指是由同一种物质构成的

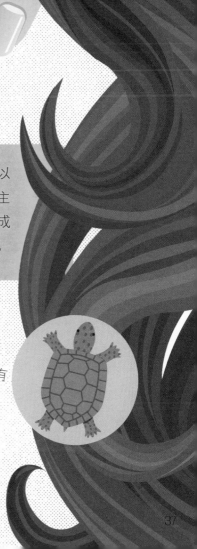

角蛋白是一种蛋白质，可以形成坚韧的链。它是头发的主要成分，同时也是指甲的主要成分，使皮肤表层具有防水能力。

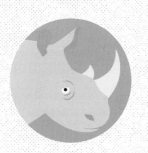

角蛋白让我们的头发显得很细。犀牛的角蛋白又厚又硬，最终在鼻子上形成一个又大又尖的角。

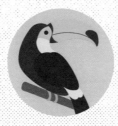

鸟类的角蛋白会形成羽毛和喙。

乌龟也有角质外壳。

## 我们的身体创下的纪录

美国一名妇女有30年没有剪指甲，指甲长度达90厘米。

一名产妇一次生下了8个宝宝，即八胞胎。

世界上最长的胡子有5.3米长。胡子的拥有者死于1927年，他的胡子现在保存在美国华盛顿的一家博物馆里。

世界上最长的头发有5.6米长。它属于一名中国女性，测量时间是2004年。

世界上最强壮的人在1957年举起了2 850千克的重量，比5匹赛马的重量还重。

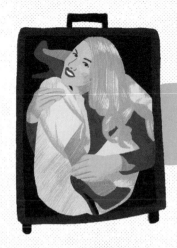

世界上柔韧性最好的女人能把自己的身体塞进一个50厘米见方的盒子里，然后向后弯曲，将头放在膝盖后面。

迪恩·卡纳泽斯在80小时44分钟内跑完了560千米，中途没有停下来睡觉。

世界上跑得最快的人尤塞恩·博尔特以9.58秒跑完100米，相当于36千米/小时。

18世纪的一位俄罗斯妇女一生中总共生下69个孩子。她27次怀孕，每次都生了双胞胎、三胞胎或四胞胎。

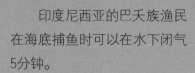

印度尼西亚的巴夭族渔民在海底捕鱼时可以在水下闭气5分钟。

# 身体内的微生物
## 决定我们何时感到饥饿，
### 甚至告诉我们想吃什么食物！

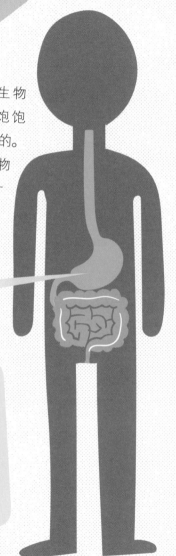

肠道微生物需要我们吃得饱饱的，这样它们才能吃得饱饱的。科学家正在验证一种想法，即肠道微生物能制造出一种化学物质，告诉我们的大脑什么时候吃东西，吃什么东西。如果我们很想吃巧克力或比萨，那可能就是体内的微生物想吃这些东西啦！

有一种微生物似乎会让我们产生饥饿感，并让我们不停地吃吃吃，直到它再复制出10亿个，这时我们的饥饿感才会消除。制造这10亿个宝宝需要20分钟——大约是我们吃饱肚子所需的时间。

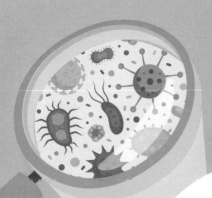

# 我们的阑尾是微生物的家园

我们的阑尾是一个小管子，末端是闭合的，从肠道分支出去。

过去，科学家认为人类成年后阑尾就没什么用了。现在他们认为这是一个安全的空间，是有益微生物生活的地方。我们的身体在阑尾里预备了一些微生物，如果所有的肠道微生物死亡，我们就可以通过从中提取一部分微生物来重新启动系统。

阑尾可能会被感染，然后被切除。别担心，即使没有阑尾，我们的身体也能正常运转。

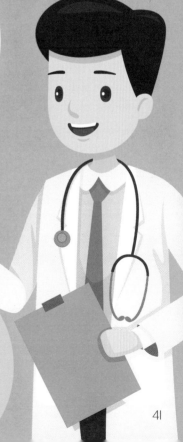

41

# 所有人的血液都是红色的，即使血管看起来是蓝色的

浅色皮肤的人可以透过皮肤看到血管，这些血管通常看起来是蓝色或紫色的。

但这并不意味着他们的血液是蓝色的。携带氧气的血液是鲜红色的，已经耗完氧气的血液颜色则深得多，但也不是蓝色的。

由于光线的作用，血管在白色皮肤上看起来是蓝色的。红光和蓝光穿过物体的方式不同。穿透皮肤并从血管反射回来的光线是蓝色的。如果你把皮肤切开(千万别这么做)，就会发现血管不是蓝色的。

# 肚脐眼里有2368种微生物

这比生活在北美的蚂蚁或鸟的种类还多。和一些蚂蚁和稀有鸟类一样，许多肚脐上的微生物也非常罕见。

科学家在60个人的肚脐眼里寻找微生物：发现某一个人身上有两种类型的细菌，其他人身上没有。事实上，还有更多的类型有待发现——还有75亿人没有测试呢！不经常洗澡的人体内的微生物种类更多。科学家在一个多年没洗过澡的人身上发现了多种微生物，其中一些甚至只存在于极端环境中。

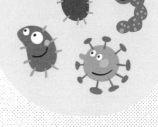

# 我们一生中会排出
# 41 500升尿液

这足以填满一个小型游泳池了。

尿液虽然有点恶心，但其实是无菌的，还具有杀菌功能，被古人拿来用作清洁剂和消毒剂。

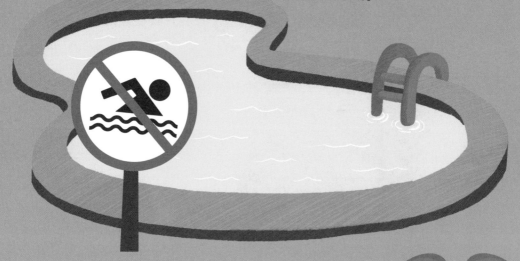

尿液来自饮料中的液体及食物中的水。肾脏过滤血液及体内代谢产物，然后将其排放到尿液中——这就是肾脏的工作。

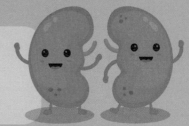

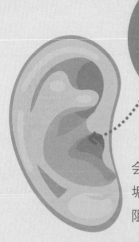

# 我们的身体会产生黏液和鼻涕来保护自己

我们的耳朵会产生棕黄色的耳垢，它能吸附灰尘，阻止灰尘进入耳朵。

我们身体的一些部位会产生黏液来吸附灰尘、细菌和死亡的细胞。

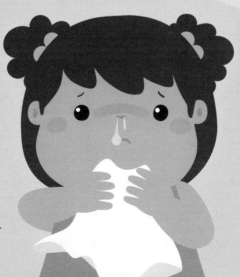

我们的鼻子也会产生黏液。这样可以吸附吸入的灰尘、花粉和细菌。如果感冒了，身体会产生额外的热量，让我们不停地流鼻涕。

流鼻涕就像一个垃圾清除系统，能带走死去的细胞和病毒。

45

# 微生物
## 让我们的脚丫产生异味

我们的脚丫和腋下出汗后可能会产生异味。

一个不经常洗澡的人的身体可能会发臭，但其实汗水是没有气味的。

这种气味是由微生物"咀嚼"汗液而产生的。它们在分解皮肤上的汗液时会产生废物（也可以理解为微生物的便便），这就是产生异味的原因。

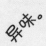

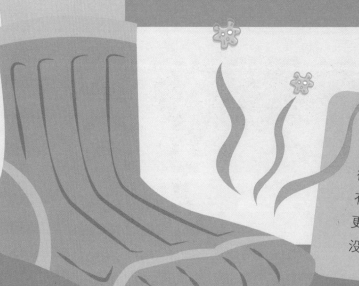

有的人身上有大量这种会发臭的微生物，而有的人没有。所以有些人体味更重，而有些人身上没有一点儿异味。

# 吞咽动作需要用到
# 50对肌肉和神经

吃东西看起来简单，但吞咽的过程十分复杂。

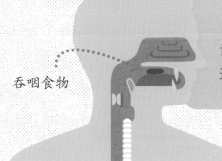

吞咽食物

从我们把食物放进嘴里的那一刻起，下巴、舌头、脸颊及喉咙里的肌肉和神经就一同开始运作，食物被咀嚼后咽下去。

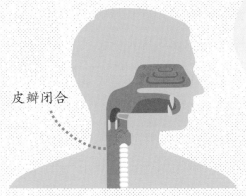

皮瓣闭合

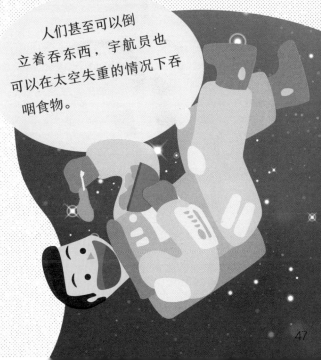

人们甚至可以倒立着吞东西，宇航员也可以在太空失重的情况下吞咽食物。

当我们吞咽食物时，喉咙后部的一层皮肤会闭合，防止食物通过气管进入肺部，同时喉咙里的肌肉把食物推向食管再送至胃部。

# 如果我们活到80岁，会放14 600升的屁

当我们消化食物时，许多气体会从食物中释放出来。我们也会在吞咽食物或喝饮料的过程中吸入空气，尤其是喝了很多苏打水的时候。如果气体被困在肚子里，就会让人感觉不舒服。通常这股气会上下"逃窜"，让人要么打嗝，要么放屁。每个人通常每天都会发生10~20次这样的情况。

这种气体通常是甲烷，和我们做饭用的是同一种气体。如果特别臭的话，是因为里面有硫化物。甲烷是一种温室气体，对环境是有害的。

# 肌肉能帮助吞咽食物，也能让人呕吐出食物

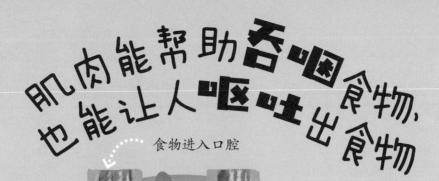

食物进入口腔

肌肉收缩

咀嚼食物

肌肉放松

食物进入胃部

食物是通过肠道周围的肌肉在体内运动的。肌肉收缩时挤压食管，推动食物向前移动。一系列肌肉不断收缩，将食物向肠道深处推进，这一过程有个特殊的名字：肠蠕动。

当我们呕吐时，这一过程就会反过来：食物不是被从上推到下，而是被从下推到上，这样食物就从嘴里出来了。虽然呕吐让人很不舒服，但其实这是一种保护机制，可以避免我们的肠道吸收有害物质。

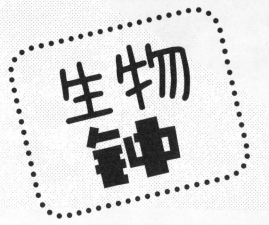

生物钟

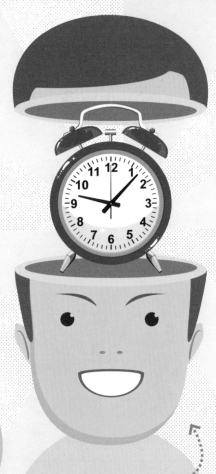

我们的身体里有一个24小时工作的生物钟。即使没有闹钟，我们也可能每天在同一时间醒来。

那些不得不改变吃饭时间的人（也许因为他们上夜班），可能一开始会觉得胃不舒服，但要不了多久他们的胃就能适应了。

身体的不同部位有自己独立的生物钟，大脑试图让它们保持同步。

我们的身体会定时做一些事情。比如有规律地吞咽、眨眼和呼吸，而我们并没有在意。

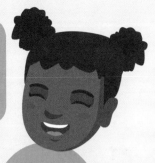

人类最常见的死亡时间是早上或下午6点之前，早晨更常见。

一次吞咽需要1秒钟。

一次眨眼需要0.1~0.4秒。

任何伤病都是在夜间复原得最快。所以如果我们生了病或受了伤，多睡一会儿会更好。

我们的身体需要8~9小时的睡眠。我们还不知道确切原因，但不睡觉的确会让人生病。

睡觉时我们消化食物的速度会慢一些，做梦时除外。

51

# 音乐使食物更辣

和在安静的环境下吃咖喱相比,听着音乐吃咖喱的辣度会提高10%。有些类型的音乐比其他类型的效果更显著:小提琴音乐和桑巴舞曲最能产生辛辣的感觉。这类音乐在印度和巴西很常见,而这两个国家都有辛辣的食物。

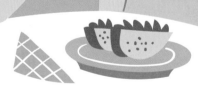

如果咖喱太辣,最好的补救办法就是喝一杯牛奶。牛奶可以缓解辣味,嚼面包或吃一勺糖也有助于缓解不适。

# 我们的眼睛看物体都是上下颠倒的

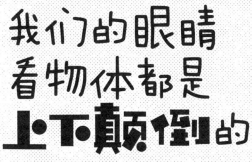

大脑会纠正图像，把上下颠倒的图像转过来。

晶状体　视网膜（眼球后部）

进入眼睛的光线通过晶状体聚焦，然后交叉，落在眼球后部的图像会发生上下颠倒。幸运的是，我们的大脑知道这一点并将图像翻转了过来。

科学家制造出一种眼镜，可以在图像进入眼睛之前将其翻转过来(这样图像在眼睛里就是正着的)。起初，实验者看所有的东西都是颠倒的，但后来他的大脑停止翻转图像，他这才看到了正常的图像(即使是戴着眼镜)。

# 我们耳朵深处是毛茸茸的

这不是我们常在大人耳朵里看到的毛发，而是耳朵深处特殊的纤毛。

声音传入耳朵时液体会产生波动，从而引起纤毛的波动，就像田里的小麦被风吹动一样。就这样，相应的毛细胞被大脑识别为声音的信号。真是太神奇了！

耳蜗

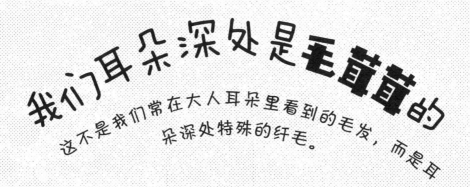

毛细胞位于耳朵里的耳蜗处，这一部位因为形状像蜗牛而得名。耳蜗中充满透明液体，液体中有一簇细纤毛，纤毛底部是大量感觉灵敏的毛细胞。每只耳朵里大约有18 000个毛细胞，集中起来可以装在一个大头针上。

# 我们的**舌头**看起来像奇怪的**植物大观园**

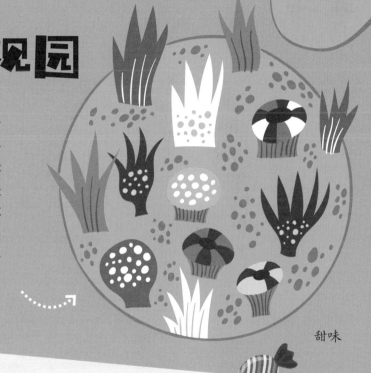

我们的味觉来自舌头上突出的味蕾。我们在镜子里看到的舌头上的斑点并不是味蕾，而是"舌乳头"。味蕾是长在"舌乳头"上的，肉眼不可见。通过显微镜观察，不同类型的味蕾看起来就像带有条纹和斑点的奇怪植物。

甜味

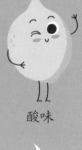

酸味

我们的味蕾可以分辨出的味道有：咸味、酸味、苦味、甜味。

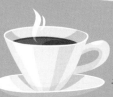

苦味

咸味

# 我们的感官
## 不止一种

触觉是最分散的一种感官，它不是集中在一个地方，而是遍布我们的皮肤，如眼睛、耳朵、鼻子或舌头等。

皮肤上的神经末梢有不同的形状和分工，会将我们触摸到的东西的信息传递给大脑。我们有独立的神经末梢(称为"感受器")，可以感知温度、疼痛、轻柔的触摸、压力、振动以及其他感觉。

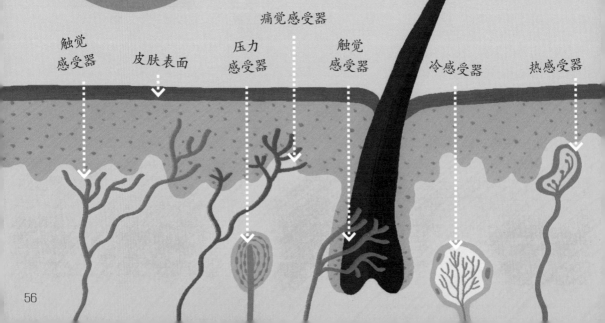

触觉感受器　皮肤表面　压力感受器　痛觉感受器　触觉感受器　毛发　冷感受器　热感受器

# 牙膏让我们吃东西时感觉怪怪的

如果我们有过在刷牙后直接吃东西的经历，就会发现有些东西的味道不像平常那么好，还有可能变得很奇怪。

牙膏产生的泡沫中的化学物质会使我们的舌头失去品尝甜味的能力。如果在刷牙后喝橙汁，那味道尝起来就会像柠檬汁。

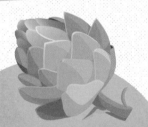

如果在吃完洋蓟后直接喝水，水的味道会很甜。洋蓟中的一种化学物质可以阻挡甜味，但是当我们喝水的时候，这种化学物质就被冲走了，相比之下，水的味道变甜了。

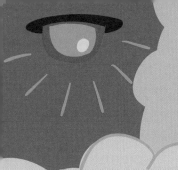

# 我们睡着时感官仍在工作

显然,我们睡着的时候是看不见的——周围通常是黑黑的,而且我们是闭着眼睛的,但是我们不能闭上耳朵或鼻子。即使在睡着的时候,鼻子还在工作。但气味不会把我们吵醒,即使是具有危险性的烟味,也很难让我们醒过来。

当我们睡着的时候,耳朵仍在工作,我们的大脑会处理这些声音,所以突如其来的噪声会把我们吵醒。但我们也可以无视这些噪声,接着睡,比如无视设定的闹铃。

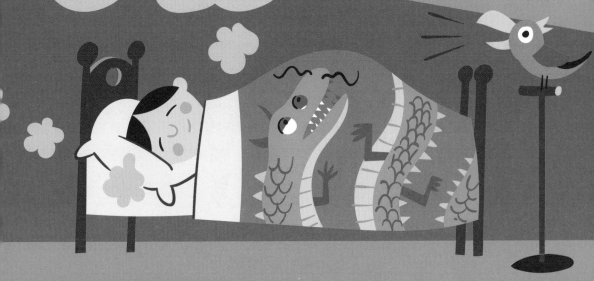

# 我们的眼睛有不同的**视觉细胞**，可以识别黑色、白色和其他颜色

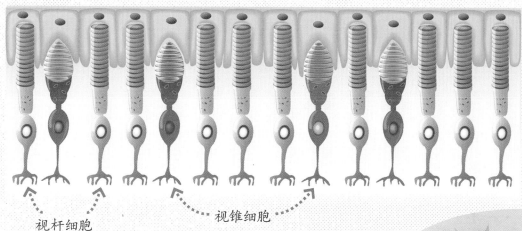

视杆细胞

视锥细胞

我们的眼睛有两种形状的细胞，即视杆细胞和视锥细胞，它们在我们看东西时发挥的功能也不相同。视杆细胞是黑白的，视锥细胞是彩色的。视锥细胞有600万~700万个，而视杆细胞则多达1.2亿个。

黄斑

视杆细胞遍布我们的眼睛，而视锥细胞大多集中在一小块直径只有5毫米的黄斑上。

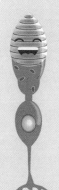

视锥细胞只能在有光的情况下工作，所以我们在夜间看东西都是灰色的。

# 我们就这样
## 被牵着鼻子走

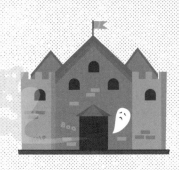

我们的大脑会把气味和记忆联系起来。这一点可能会被某些人利用，让你产生某种感觉。

游乐场里的鬼屋经常使用沼泽、腐烂的树叶、霉菌、医院和动物园动物的气味，引发游客不安、恐惧或厌恶的情绪，并制造些许恐怖和刺激。

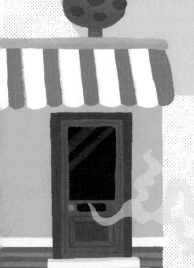

反之亦然。比如，有些商店用新鲜出炉的饼干或咖啡的香味吸引你，即使他们所有的烘焙食品都是现成的；有的豪华酒店的大堂会使用具有异国情调的香氛，不同的连锁店也会使用不同的香氛。

# 只用**一只眼睛**看的话，我们无法分辨物体的距离

因为我们的两只眼睛不是完全在同一个位置，所以每只眼睛看到的东西都略有不同。

把手指放在面前，先闭上一只眼睛看，然后再闭上另一只眼睛看，我们会发现，换眼睛看时，手指后面的背景会从一边跳到另一边。

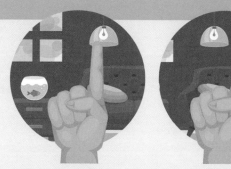

闭左眼　　　　　闭右眼

我们的大脑会把两只眼睛接收到的信息放在一起，形成一个三维世界的图像。如果我们只有一只眼睛能看到，就无法形成这样的图像。也就是说，只有一只眼睛的人很难判断距离或深度。

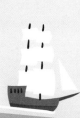

# 千滋百味

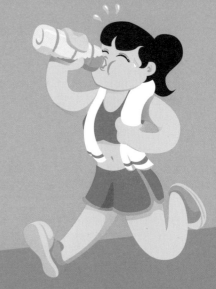

运动前短时间内不要大量饮水，运动结束后的一定时间内也不要大量饮水。那些运动饮料尝一尝就可以了。

我们的味觉会在生活中发生变化：我们可能会喜欢上以前讨厌的味道。

我们舌头上的每个"舌乳头"里大约有六个味蕾。

有一个专门的词用来形容失去味觉，即"味觉障碍"。

给婴儿喂很苦的药时，加一小匙糖有助于减轻药的苦味，帮助他们服药。

失去味觉的人吃东西时总是感觉味同嚼蜡，所以通常吃得很少。

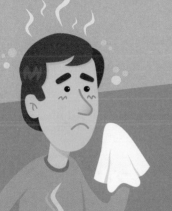

在飞机上，相比甜食，我们的舌头更容易尝出咸的或苦的味道。

我们认为自己品尝到的味道，实际上有80%是我们闻到的。

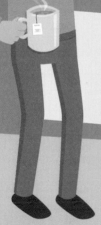

当我们感冒，鼻子被堵住时，就很难尝出食物的味道了。

在一顿饭里加入甜食，能让我们更好地记住这顿饭。

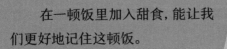
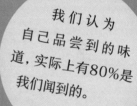

# 大脑偏爱我们其中的一只眼睛

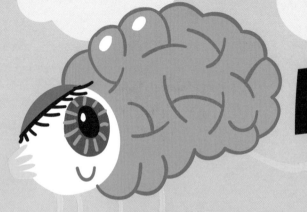

我们两只眼睛看到的物体略有不同。

虽然大脑接收到的是两只眼睛看到的信息，但我们所看到的并不是这些信息的平均值。事实上，我们的大脑从一只眼睛获取主要图像，再通过另一只眼睛进一步丰富该图像。

受大脑偏爱的眼睛被称为主导眼，我们可以通过下面的方法测出自己的主导眼：在自己面前举起一根手指，依次闭上左眼和右眼，哪只眼睛看到的画面和两只眼睛同时睁开时看到的画面相同，哪只眼睛就是主导眼。

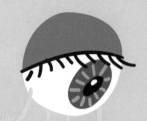

# 我们的大脑更关注我们的手，而不是手臂

我们的皮肤上布满神经，可以感知疼痛、触摸温度，而某些部位的神经要密集得多。

我们的大脑关注更多的是神经末梢的部分。这些部位对触碰的感知更加敏感，它们可以传递有用的信息，或提醒我们是否有受伤的风险。

我们的手指、脚趾、嘴唇和舌头上都有很多神经末梢。所以，比起坐在黄蜂身上，直接把手放在黄蜂身上造成的危害更大。如果我们的身体部位的大小和大脑对它们的关注程度成正比，那我们就会变成这副模样！

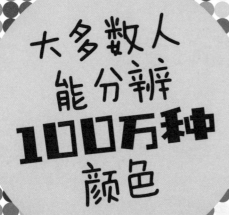

大多数人能分辨 **100万种** 颜色

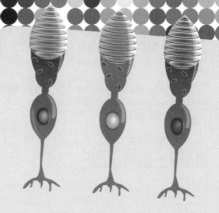

我们的眼睛中有三种视锥细胞，分别可以感知红色、绿色和蓝色/紫色。每一种颜色都有大约100种不同的色调。这些颜色又可以混合在一起，所以色觉正常的人通常可以看到100×100×100=100万种不同的色调。

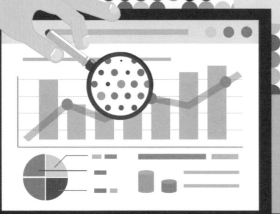

质量较好的电脑屏幕可以显示超过1 600万种不同的颜色。这是一个很好的卖点，只不过我们的肉眼看不出什么区别。

# 非常大的噪声会永久损伤我们的听力

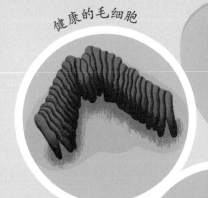

健康的毛细胞

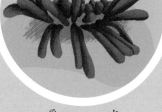

受损的毛细胞

当声音进入耳朵时，耳蜗中的液体也会振动，内壁的毛细胞也会随之有规律地摇曳。但如果声音过大，液体就会剧烈振动，毛细胞摆动的幅度也会大大增加，直至折断，无法站立。在这种情况下，它们就不能再对任何声音做出反应了。而毛细胞又是无法再生的，所以毛细胞受损会导致听力永久受损。

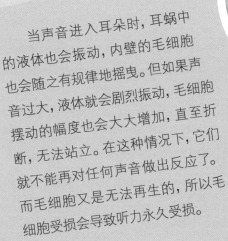

毛细胞可以接收不同的声音，那些感知高音调声音的毛细胞最容易被破坏，所以人们最容易失去听到高音调的能力，包括小鸟、蝙蝠和蟋蟀的鸣叫声。

# 辣椒抹在皮肤上或吃到嘴里都很辣

有些（温度不高的）食物尝起来"烫嘴"是有原因的，因为它们会触发皮肤和舌头的热感受器。

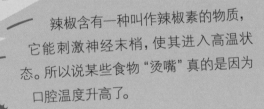

辣椒含有一种叫作辣椒素的物质，它能刺激神经末梢，使其进入高温状态。所以说某些食物"烫嘴"真的是因为口腔温度升高了。

如果我们吃了太热的东西，舌头会被灼伤，味蕾也会被破坏。但不用担心，味蕾是可再生的，它们很快会重新生长出来。

# 每**12**个男性中就有一个色盲，

## 而每200个女性中才有一个色盲

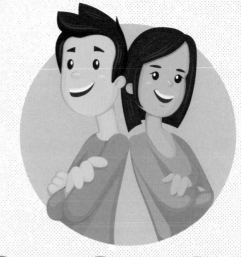

色盲患者不能像视觉正常的人一样看到那么多不同的颜色。红绿色盲是最常见的，但也有少数人是蓝黄色盲。有红绿色盲的人分辨不出红色或绿色的差异，或包含红色调和绿色调颜色的差异。也就是说，他们看到所有的红色、紫色(蓝色和红色)或橙色(黄色和红色)都没有红色的成分。

正常视力

红色　　　　　绿色　　　　　黄色

红绿色盲

每33 000人中就有一人只能看到黑色、白色和灰色，其他颜色都看不出来。

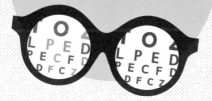

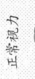

人们用有很多彩色点的图像测试色盲的类型。你能看见那条弯弯曲曲的线吗？

# 有些人能"听到"颜色

通感症是一种让人的感官混乱的奇怪状态。

有通感症的人常说单词或数字是红色、蓝色或其他颜色。大脑将两种或两种以上的感官联系在一起，因此触发一种感官时就会自动产生另一种感官。

许多有通感症的人在听到或读到某些单词或数字时，会"看到"不同的色调。还有一些人在听到一个词的时候能感觉到气味，或者闻到什么东西的时候会产生触摸的感觉。

五!

通感症对人体没有坏处。如果觉得自己的某些情况符合通感症的症状，可以做一个在线测试确定一下。

# 我们能从别人的气味中感受到**恐惧**和**厌恶**

科学家收集了男性观看包含恐怖或恶心画面的电影时产生的汗液，然后让女性闻其气味（有点恶心）。那些闻到来自恐怖场景的汗液的女性做出了恐惧的反应，而闻到来自恶心场景的汗液的女性则同样做出恶心的反应。

气味对建立人际关系也很重要。人们喜欢闻自己爱的人的气味，新生婴儿的气味也有助于妈妈和宝宝建立联系。

# 唾液有助于我们品尝食物的味道

当我们咀嚼食物时，口腔会分泌液体，即唾液。食物的一小部分会在唾液中消化。

唾液存在于你的口腔和味蕾上，溶解在唾液中的物质会刺激味蕾向大脑发送信息。大脑把所有的信息整合在一起，形成味觉的体验，无论味道是好是坏。

如果我们把舌头擦干，就很难尝到任何味道。

有时候我们在吃东西前就能尝到食物的味道了。食物中的微小颗粒会溢出并溶解在唾液中，所以当食物还在盘子里，甚至还在厨房里的时候，我们就能品尝到它的味道。

# 我们习惯于 观察运动

我们眼球后部的大部分区域由视杆细胞覆盖，帮助我们发现视野中的变化。所以即使是一个非常微小的动作，我们都能注意到。如果你有过坐着看电视或看书时，注意到一只蜘蛛从墙上爬下来的经历——即使这只是一个很小的动作，你就能体会到视杆细胞在这方面是多么的出色。

这项技能对我们的祖先来说至关重要。设想一下，我们坐在昏暗的洞穴里时，可以及时发现身旁是否有蛇或毒蜘蛛出没，或察觉到是否有潜伏的狮子在轻轻摆动尾巴，说不定就能救自己一命。

73

# 灵敏的鼻子

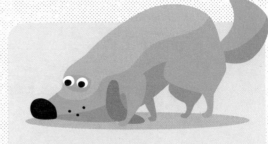

我们有500万~600万个嗅觉细胞，而狗狗有2.2亿个。

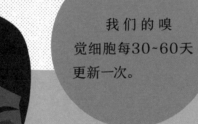

我们的嗅觉细胞每30~60天更新一次。

女人的嗅觉比男人好。

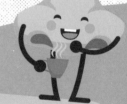

我们的嗅觉比味觉灵敏一万倍。

比起看到的东西，我们能更长久地记住自己闻到的气味。

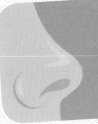

我们的鼻子可以识别多达一万亿种不同的气味。

有些人没有嗅觉,这叫作嗅觉缺失症。

老年人的某些痴呆症最早的症状就是丧失嗅觉。

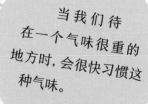

当我们待在一个气味很重的地方时,会很快习惯这种气味。

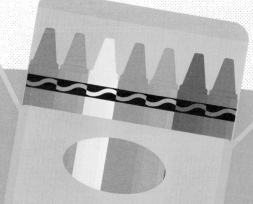

85%的人在闻到蜡笔的味道时会想起自己的童年,这也许可以用来解释为什么我们会买蜡笔味的记号笔。

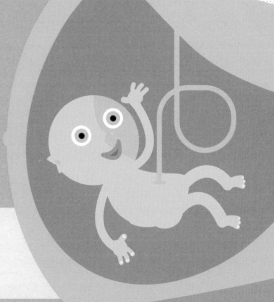

我们的嗅觉在出生之前就已经形成了,而那时我们能闻到的只有妈妈子宫内液体的味道。

# 有些人觉得**香菜**尝起来像**草药**，有些人觉得像**肥皂**

香菜(也叫"芫荽")有种特殊的味道。我们能尝到哪种味道取决于我们的基因——即我们从父母那里遗传来的味觉基因。有些人觉得香菜有一股草药味，还有人觉得它有一股可怕的肥皂味。

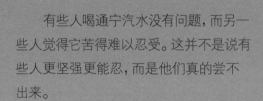

有些人喝通宁汽水没有问题，而另一些人觉得它苦得难以忍受。这并不是说有些人更坚强更能忍，而是他们真的尝不出来。

# 我们能看到自己眼睑里的血液

你有没有注意到，在黑暗的夜晚闭上眼睛比在阳光明媚的白天闭上眼睛更感觉到黑暗？这是因为我们的眼皮很薄，会有一部分光透进来，但还不足以让我们闭上眼睛也能看见东西。

如果我们闭上眼睛，面对一盏灯（不要太亮），等几秒钟，就会发现眼前的"黑暗"有一种红色的色调。

这是因为有足够的光线从我们的眼睑照射进来，让我们看到了眼睑里的血液。原来我们可以用这种方法看到自己体内的血液！

# 疼痛不是无意义的

## 我们的身体通过**疼痛告诉我们**要停止做某事。

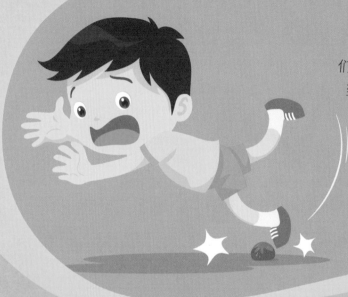

如果手伸进火里很疼，我们就会把手缩回来。让我们感到疼痛的事其实就是伤害我们的身体的事，所以最好不要做。

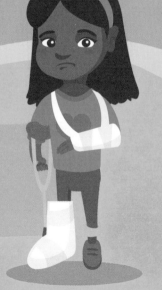

有些痛苦我们是没有办法解决的。即使停止伤害自己后，这种疼痛也会继续。比如割伤、烧伤或骨头断了，我们会一直疼痛不已，只能告诉自己下次一定要更加小心。

# 比起**左耳**听到的声音，孩子们更加关注**右耳**听到的声音

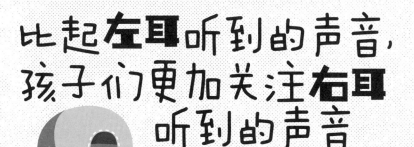

大脑的左侧负责处理右耳听到的声音，右脑负责处理左耳听到的声音。

大脑的左半球负责处理语言，所以它更擅长理解语言。当我们需要集中精力听别人说话时，请用右耳对着他们。

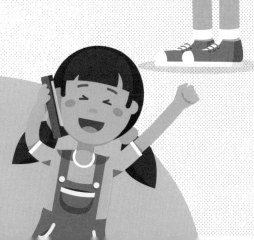

把电话放在右耳旁，可以让我们更好地理解对方的话语。

# 有人能看到紫外线吗？

紫外线在光谱中是蓝色以外的光。

据说，眼睛里没有晶状体的人才能看到紫外线，他们将其描述为淡蓝色或淡紫色。晶状体是眼球前部的坚硬透明的部分，它能使进入眼球的光线聚焦。而紫外线对眼睛有害，晶状体会阻挡其通过。

晶状体

许多鸟类、鱼类和蜜蜂都能看到紫外线。驯鹿会利用紫外线发现雪地里美味的地衣和食肉动物留下的尿痕，因为在紫外线的照射下，这些东西会在雪地里呈现出黑色。

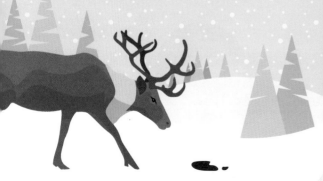

光谱（太阳光）

紫外线　　　　　　　可见光

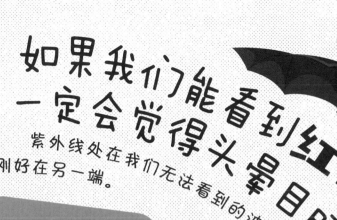

# 如果我们能看到红外线，一定会觉得头晕目眩，

紫外线处在我们无法看到的波段的一端，红外线刚好在另一端。

我们能感觉到红外线的热度，而一些在黑暗中捕猎的动物能直接探测到红外线，比如蛇和吸血蝙蝠。

人类可以使用红外线护目镜或照相机来"看"红外线。即使是在完全黑暗的地方，只要有温度(通常是活的生命体)就能产生红外线。

但如果我们能看到红外线，就会发现自己的身体因为有热量而异常明亮，这会分散我们的注意力，影响我们看其他事物。

可见光          红外线

# 我们的舌头上大约有
# 10 000个味蕾

年轻人的味蕾比老年人多, 婴儿的味蕾最多。这似乎有点浪费, 因为婴儿只喝奶, 也许味蕾能让他们尝到更多口味的牛奶, 让他们更享受吧。

味蕾不仅存在于我们的舌头上。我们的会厌(垂在口腔后部的肉质部分)、食管(向下延伸到胃部的管道)、上腭和双颊内侧也有。

会厌

食管

# 我们的**舌头**不仅仅是**味蕾**的家

我们用舌头把食物塞进嘴里，咀嚼之后进行吞咽。因为有了舌头我们才能说话。

我们的舌头有8块肌肉，它们协同合作，让舌头变得超级灵活，可以往任意方向移动。与许多肌肉不同的是，它们不会移动任何骨头或身体的其他部位——舌头只会自行移动或挪动食物。

成年人的舌头平均长度约为8厘米，有记录的最长舌长约为10厘米。

# 我们能看得很远

我们可以看到远在1.5亿千米之外的太阳。晚上，我们可以看到数万亿千米之外的星星，甚至有时可以看到仙女座星系，这片模糊的光距离我们250万光年。

在太空中，我们能看到多远只取决于所看到物体的亮度。只要一个星系非常明亮，我们就可以在几百万光年之外看到它。

地球是曲面的，所以我们在地球上只能看到几千米远的物体，远处的景象则隐藏在地平线之下。

# 我们的朋友身上有气味,
# 我们自己也是

每个人都有独特的气味。即使我们不像狗那样四处嗅来嗅去,也会在不知情的情况下对他人的气味做出反应。

动物则更注重自己的气味。它们用气味来标记自己的区域,同时相互识别。

我们对自己的气味并不在意,但能辨别出来。一项实验要求人们选出自己喜欢的气味,受试者在不知情的情况下选择了自己身上的气味。

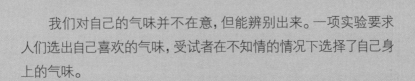

# 眼睛的奥秘

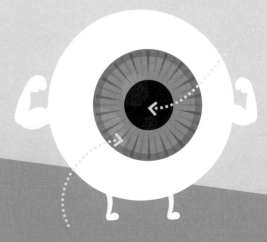

我们眼睛的黑色瞳孔其实是眼球上的一个洞，但上面有一个厚厚的透明盖子。

眼睛的有色部分叫作虹膜，有棕色、蓝色、灰色、绿色或淡褐色的。极少数人有紫罗兰色的眼睛。

眨一下眼睛只需要1/10秒。这个动作会在我们的眼球上涂抹油脂和黏液，防止眼睛干涩。

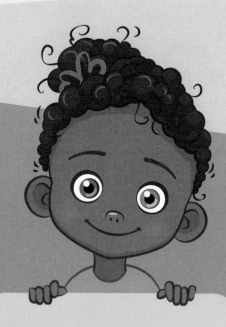

有些人的两只眼睛颜色完全不同，比如一只是蓝色，另一只是棕色的。

我们的眼睛长在面部前方，而许多动物的眼睛长在头部两侧。

我们的眼睛在一生中几乎没有长大，所以和成年人相比，婴儿的眼睛看起来又大又圆。

睫毛的作用有点像猫的胡须，它们对触摸很敏感。如果有东西离我们太近，睫毛就会告诉我们闭上眼睛。

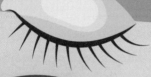

瞳孔看起来是黑色的，因为没有光线从眼睛内部反射回来。

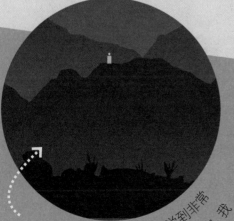

我们的眼睛可以察觉到非常微弱的光线。在完全黑暗的环境中，我们可以看到48千米外的烛光。

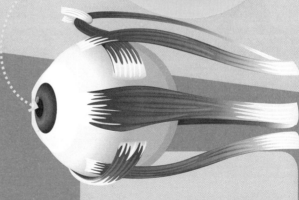

转动眼睛的肌肉是身体中最活跃的肌肉，几乎每时每刻都在工作。

# 我们可以和**鸽子**一样自带导航

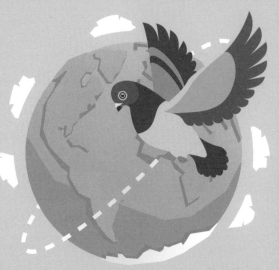

鸽子和许多其他鸟类通过地球的磁场为飞行导航。我们无法想象那是什么感觉，但与卫星导航相比，这种方式可以更自然地帮助它们定位。

一位德国科学家发现，当自己戴上一条朝北振动的特制皮带时，他很快就有了更好的方向感。这位科学家很快适应了这种感觉，当他解下皮带时，不禁开始怀念这种特别的感受。

# 难吃的味道
## 使我们免于食物中毒

人类不喜欢苦味可能
是一种自我保护的方式。

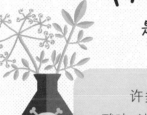

许多有毒的植物有苦味或
酸味，让人无法下咽。

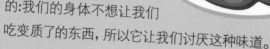

腐烂的食物闻上去
就觉得恶心，原因是一样
的：我们的身体不想让我们
吃变质了的东西，所以它让我们讨厌这种味道。

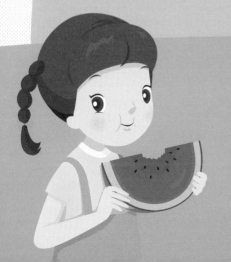

不过甜味很好。在自然界中，甜味存在于水果
中，水果是维生素和糖的主要来源。过去，当我们缺
乏食物在森林里觅食时，"爱吃甜食"能让我们生存
下去。但在甜食泛滥的今天，"爱吃甜食"就不是什
么好事了。

# 我们的**耳朵**知道
# 我们在做**倒立**

**耳朵不仅能听到声音，还能保持平衡。**

我们的内耳里有三根管子，充满了液体和毛细胞。

当我们移动时，这些液体就会在毛细胞上流动。其中一根管子告诉大脑我们是在上下移动，另一根管子负责处理向后和向前移动，最后一根管子检测左右移动。

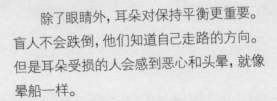

除了眼睛外，耳朵对保持平衡更重要。盲人不会跌倒，他们知道自己走路的方向。但是耳朵受损的人会感到恶心和头晕，就像晕船一样。

# 盲人的世界并不是一片黑暗

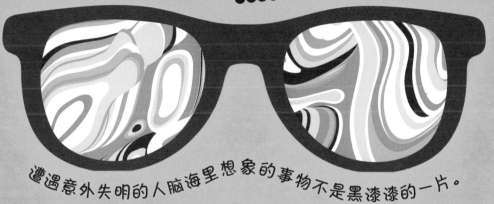

遭遇意外失明的人脑海里想象的事物不是黑漆漆的一片。

盲人可以看到明亮的光、变化的颜色、移动的形状和曲线。当他们闭上眼睛的时候，这种情况也不会消失。

生下来就看不见东西的人同样也看不到黑暗——他们什么也看不见。你的脚在鞋里看到了什么?这个问题听起来挺傻，但这就是终生失明的人眼中的世界。

# 没有被触碰的身体部位 也会产生被触碰的感觉

我们的触觉神经末端不只分布于皮肤上，体内也有，而我们是触碰不到这些部位的。

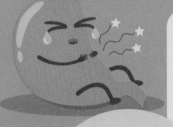

当我们肚子痛、牙痛或头痛时，存在于肌肉、肠道、牙龈和头部的疼痛感受器会让我们感受到疼痛。

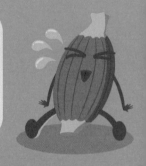

损害身体某些部位的疾病，也会引起关节或肌腱疼痛。

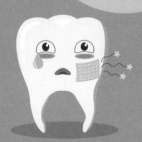

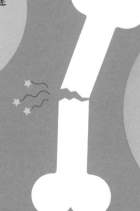

骨折真的很疼。我们的骨头只有外层有神经分布，但这足以告诉我们的大脑：骨头出事了，并让我们感到疼痛。

# 我们的舌头
# 很容易被骗

更准确地说，是我们的大脑很容易被骗！

我们的大脑负责把舌头上的物质转化成味道,它利用联想来帮助我们形成味觉体验。在食物中添加火腿的气味或味道会让人觉得它很咸,即使食物本身不是咸的。加香草会使食物尝起来很甜。

相比之下,我们的舌头也很容易被愚弄。如果我们先喝一口柠檬汁,再吃一勺糖,就会觉得糖的味道比平常甜很多。顺序反过来的话,柠檬汁尝起来会比平常更酸。

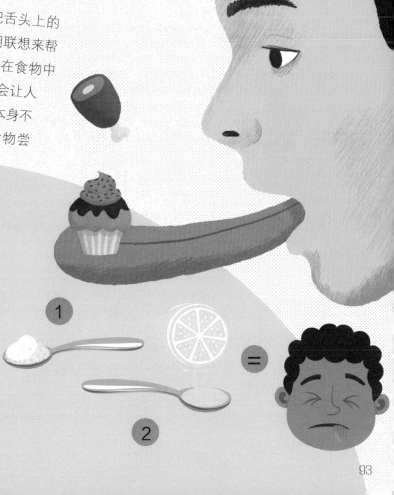

1

2

=

# 少数人能看到额外的颜色

就像有些人不能看到所有的颜色一样，极少数人能看到额外的颜色。他们拥有"四色视力"，即有四种不同的视锥细胞，而不是三种。这意味着他们可以看到额外的颜色，这些颜色仍然在我们都能看到的光谱内，只是他们能看到更多细微的色差、弱光下的颜色，以及大多数人看不到的一闪而过的颜色，比如树叶或流水中的粉红色。

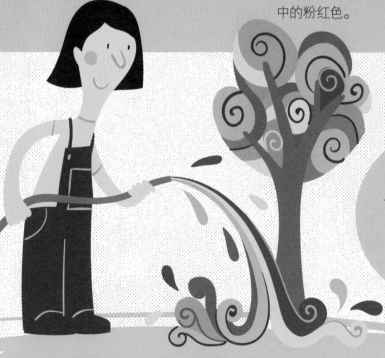

人们认为只有女性拥有四色视力，而且女性患色盲的可能性也要比男性小得多。

# 人们可以和蝙蝠一样通过**声音**"看到物体"

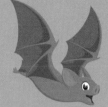

蝙蝠在黑暗中利用回声定位来寻找方向。它们发出吱吱声。当声音从物体上反射回来时，蝙蝠超灵敏的耳朵就会接收到回声，告诉它们目标在哪儿。人们通常不会这样做，但实际上可以。

有些盲人已经学会像蝙蝠一样用回声定位。他们用嘴发出尖锐的声音，再根据声音建立起所在空间的三维图像。

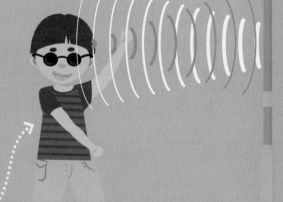

这些盲人能够非常熟练地运用这项技能，他们可以在不熟悉的环境里骑自行车，甚至描画自己所在房间内的景象。

95

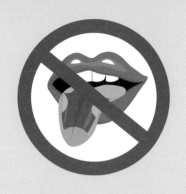

# 不存在的"味觉分布图"

多年来，人们一直认为舌头的不同部位可以辨别不同的味道，比如舌尖对甜味最敏感，舌头两侧对酸味最敏感，舌根对苦味最敏感。但事实上，可以辨别不同味道的味蕾是分布在整条舌头上的。所谓的"味觉分布图"其实是谣传。

有些人是"味觉超常者"，他们的味觉比其他人更强烈，尤其可能对苦味特别敏感。

# 我们的朋友很有可能和我们一样喜欢同一种气味

我们倾向于选择和自己有某些相同遗传特征的朋友，比如喜欢相似的气味。这一点不一定适用于所有人，但其中似乎存在某种联系。

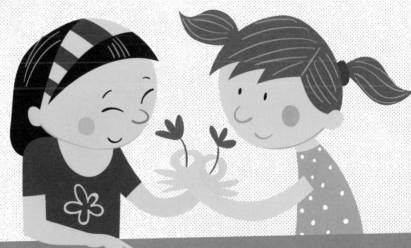

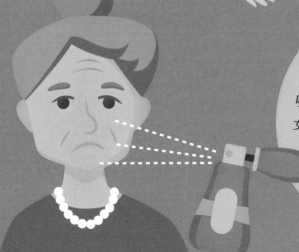

遗憾的是，随着年龄的增长，失去嗅觉的女性也会失去朋友。研究发现，嗅觉不好的老年女性比嗅觉正常的女性所拥有的朋友更少。而这一情况并不适用于年龄较大的男性。

# 我们的眼睛里有盲点，但是大脑帮助我们补上了完整的画面

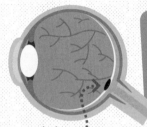

神经负责把信息从眼睛传递到大脑。神经与眼睛后部连接的地方没有感光细胞，也就是说，我们的眼睛里有一个点什么也看不见。

盲点

然而，这并不意味着我们在看东西时会有一块缺失。我们的大脑通过周围的环境补上了这一块缺失。你可以做这样一个小试验。

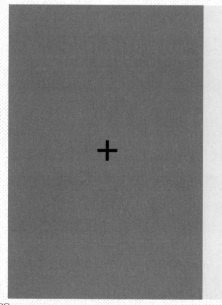

遮住你的左眼，把这本书拿在面前，并看着十字架。将书移近或移远，直到斑点消失。这就是我们眼睛的"盲点"。

# 摇滚演唱会的音量足以损害我们的听力

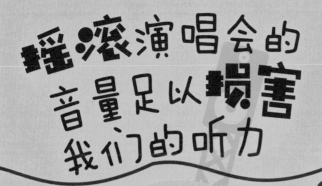

110分贝

声音的响度是用分贝来衡量的。声音增加的倍数并不简单地等同于分贝增加的倍数，比如40分贝的声音并不是20分贝的两倍大。

嘀！

嘀！

嘀！

耳语只有20分贝，是安全范围内的响度。一场摇滚音乐会的音量一般在110分贝左右，仅两分钟就足以损伤我们的耳朵。雪地摩托也是一样。枪声则更大，靠近的话会立即造成听力损害。如果你住在繁忙的街道附近，请待在室内，连续8小时或以上暴露于85分贝的交通噪声环境中，我们的听力将受到损害。

# 神奇的触摸

轻揉疼痛的地方确实会让人感觉好一些。我们的大脑被触摸分散了注意力，对疼痛的关注会变少。

轻柔的触摸会促使大脑产生让人感觉舒适的化学物质。所以拥抱会让人心情变好。

**37℃**

我们的体温大约是37℃。触碰比这个温度高或低的物体会让我们感到热或冷。

寒冷对人体的伤害不亚于炎热。冰冻会损伤皮肤，感觉和烧伤很像。

接触温度在44℃或更高的物体表面或液体，会灼伤身体的某些部位。

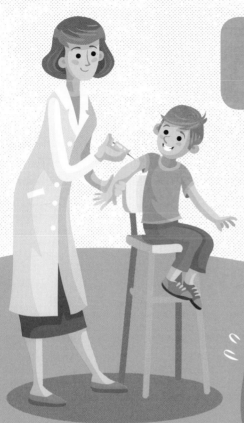

身体某些部位的痛觉感受器之间的距离较远，以至于一根细针扎入身体后，很多人都感觉不到，或者只有轻微的痛感。

打针的时候如果我们盯着看的话，会觉得没那么痛。

没有痛觉的人受伤的风险很大。他们不会注意到自己是否受伤，因此时常处于危险之中。

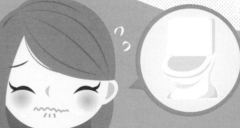

膀胱内的牵张感受器提醒我们该上厕所了。

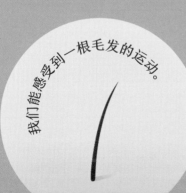

我们能感受到一根毛发的运动。

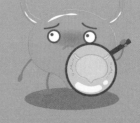

# 有些人的脸毛茸茸的

一种叫作人类狼人综合征的疾病会让患者脸上和身上长出很多毛发。但患者不会变成狼，不会对着月亮嚎叫，也不会长尖牙。

这是一种遗传性疾病，所以我们不会被传染上这种疾病，也不会因为在满月的夜晚外出而变成狼人。

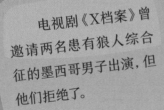
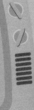

电视剧《X档案》曾邀请两名患有狼人综合征的墨西哥男子出演，但他们拒绝了。

# 少数人的身体是蓝色或紫色的

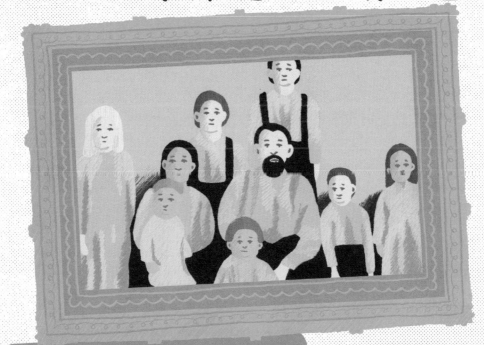

1820年，一个通体是蓝色的人从法国搬到了美国，他叫马丁·富盖特。

蓝种人的嘴唇呈深蓝色或紫色，他们有蓝色的皮肤和棕色的血液。他们的血液中没有足够的氧气，所以看上去不是红色的。但是蓝种人通常身体健康，而且寿命很长。

马丁·富盖特后来有了自己的孩子，他们也是蓝色的，这些孩子的后代还是蓝色的。这种情况非常罕见，属于血液遗传问题，是由于近亲结婚造成的。

# 我们的**右手**可能真的**不知道左手**在做什么

有些人的手很不听话——不受大脑控制，而是完全按自己的想法做事，拿东西，或者干脆乱动。

有时，这只淘气的手甚至会在另一只手做事的时候插进来，试图阻止它。这被称为异手综合征，当大脑的两个半球之间的连接被破坏时就会发生这种情况。

这种综合征是无法治愈的。人们只能让这只淘气的手自己忙自己的，这样它就不会做一些奇怪的事了。

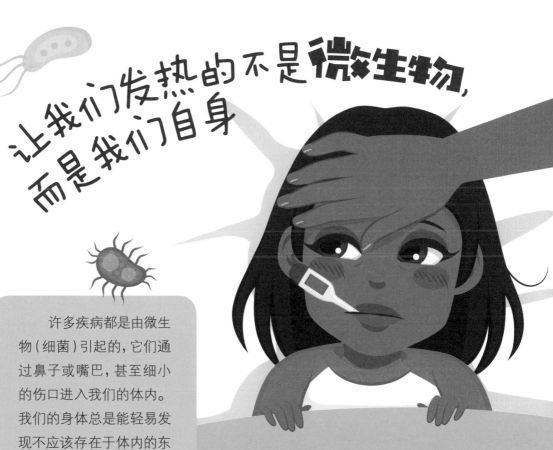

# 让我们发热的不是**微生物**，而是我们自身

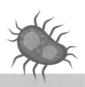

许多疾病都是由微生物（细菌）引起的，它们通过鼻子或嘴巴，甚至细小的伤口进入我们的体内。我们的身体总是能轻易发现不应该存在于体内的东西，并与之对抗。而这个对抗的过程会让我们感到身体不适。

我们的体温会在对抗的过程中升高。原本我们的身体既不太热也不太冷，对微生物来说是完美的庇护所。所以把温度升高就足以赶跑它们了，只不过这个温度对人体来说偏高了。

# 有些人会吃纸、粉笔、金属或头发

异食癖是一种心理障碍，患异食癖的人会吃一些奇怪的东西。这可能是身体缺乏某种微量元素造成的，但科学家还没有找到其真正的成因。

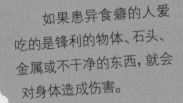

如果患异食癖的人爱吃的是锋利的物体、石头、金属或不干净的东西，就会对身体造成伤害。

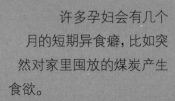

许多孕妇会有几个月的短期异食癖，比如突然对家里囤放的煤炭产生食欲。

# 水蛭的唾液可能对人体有益

没人喜欢水蛭——因为它会吸附在你身上，直到吸饱血为止，而你别想轻易把它拉下来。

水蛭的唾液中含有一种化学物质，可以阻止血液凝固，所以它能一直吸血。如果你是一个很容易凝血的人，那么水蛭的唾液就能派上用场了。

科学家正在利用水蛭唾液中的这种化学物质制造药物。

除了水蛭之外，蚊子的唾液中也含有一种化学物质，而且比水蛭的更有效。科学家尝试用蚊子的唾液研发一种血液稀释剂。

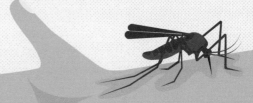

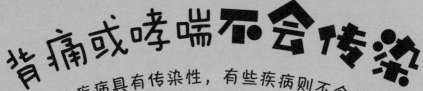

# 背痛或哮喘不会传染

有些疾病具有传染性，有些疾病则不会传染。

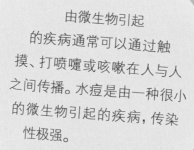

由微生物引起的疾病通常可以通过触摸、打喷嚏或咳嗽在人与人之间传播。水痘是由一种很小的微生物引起的疾病，传染性极强。

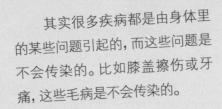

其实很多疾病都是由身体里的某些问题引起的，而这些问题是不会传染的。比如膝盖擦伤或牙痛，这些毛病是不会传染的。

# 我们的身体里都有纹路

每个人的身体都有纹路，但我们通常看不到。

你可能会想，如果这些纹路是看不见的，那是否真的存在呢？当我们的皮肤出现问题时，它们就会显现出来。

布拉什科线是我们的身体在出生前的生长痕迹，细胞呈线状分布。如果人们有皮肤问题，它们就可能显现出来：颜色或皮疹通常会沿着线条出现。

这些线条在背部中间形成一个个 "V" 形，然后向两侧展开，在腹部形成一个个 "S" 形的曲线，在胸部呈倒 "U" 形，并沿着手臂和腿部直线向下。

# 无情的"杀手细胞"在我们的体内巡逻

身体的免疫系统可以抵抗外来入侵者。

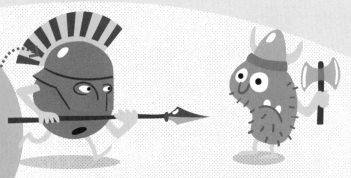

抵抗的过程分为两个阶段。第一道防线是勇猛的"杀手细胞"，它们会快速穿过我们的血液，冲向入侵者，在入侵者身上打洞，并注入化学物质来摧毁他们。

第二道防线对入侵者的处理方式不同，但同样不友善。一种叫作巨噬细胞的特殊白细胞就像科幻电影里的怪物一样，包裹着外来微生物，吞噬并撕碎它们。在消化完所有的食物后，它们会把剩下的吐出来。

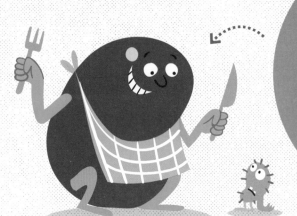

# 艺术会让人感到不适

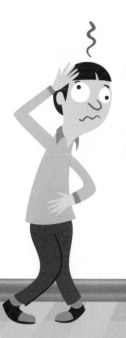

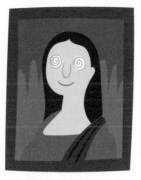

在看到一些特别美妙的艺术品时，有些人会心跳加快、头晕、昏厥或感到困惑，甚至出现幻觉，即看到、听到或闻到并不真正存在的东西。这可能是斯坦达尔综合征，一种因为极度沉浸于艺术世界而导致的疾病。它是以法国作家斯坦达尔的名字命名的。1817年，斯坦达尔访问意大利佛罗伦萨时就出现了这种症状。

李斯特狂热与之相似，但它是由音乐引起的。一些乐队的表演会让粉丝陷入狂热的兴奋状态，不断哭泣、呼喊。造成引发这一现象的第一人是匈牙利作曲家弗朗茨·李斯特，时间是1841年。

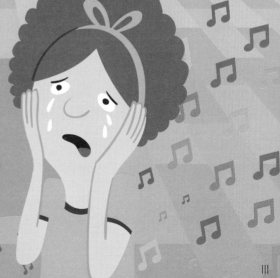

# 我们的身体会记住曾经感染过的微生物

有一些疾病我们不会感染两次，比如水痘。这是因为身体在第一次感染之后就能识别它们，知道该怎么做。

抗体

病毒 ·····▶

啊哈，又是你！大家快抓住它。

有的人可能经常感冒，但每次感冒的原因都不一样，所以身体必须一遍遍地对抗。有很多不同的感冒病毒，它们变化很快，所以最近产生的抗体是无法起作用的。

受到感染时，我们的身体会产生特殊的抗体来对抗特定的微生物。在经历了这些麻烦之后，身体保留了一份副本，以备以后再次需要。如果同样的微生物出现，就可以迅速消灭它。

# 有些人
## 真的可以
# 整天睡觉

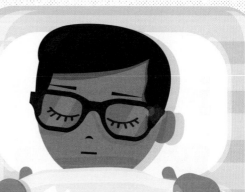

下次想赖床的时候可以找个借口：每100万人中就有一个人有睡眠障碍，导致他们一次睡几天，甚至几周。这比不想起床上学更极端，因为你会错过整整一个学期的课程。幸运的是，随着年龄的增长，那些爱睡觉的人会慢慢摆脱这种状态。

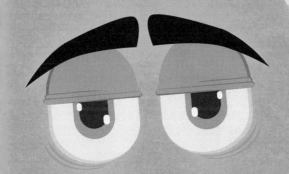

少数不幸的人患有罕见的遗传性疾病，在晚年失去了睡眠的能力，这会带来致命的后果。睡眠充足是必要的。

# 千奇百怪的疾病

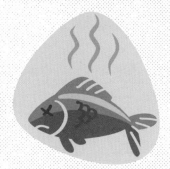

患有鱼腥味综合征的患者闻起来像一条腐烂的鱼。

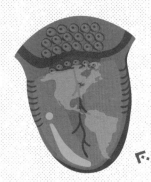

有些人的舌头上有图案，看起来像一张地图。

患有爆炸头综合征的人会听到来自他们大脑内部的巨大爆炸声。

患有科塔尔综合征的人认为他们已经死了。

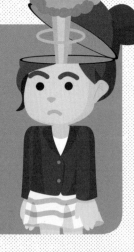

有些人中风后说话会带有外国口音，这就是所谓的外国口音综合征。

牛人并发症患者认为自己是一头牛，用四肢行走，吃草。

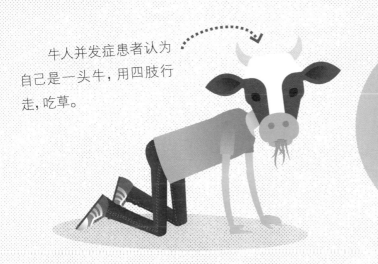

患有莫比斯综合征的人不会移动脸上的肌肉。他们不能微笑、皱眉、大笑、吮吸，甚至眨眼。

当许多实习医生认为他们患有自己正在学习的某种疾病时，他们就患上了医学生综合征。

患有莫吉隆斯病的人会感觉到昆虫在他们的皮肤上面或里面爬行，但实际上并没有昆虫。

即使有其他食物，温迪戈精神病患者还是会有吃人肉的强烈欲望，至少故事里是这样说的。

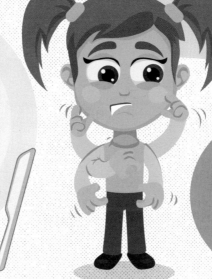

你不会想要患上自噬症的，除非你想吃掉自己。

# 我们可以把自己的**皮肤**变成**蓝色，**

但只是想想而已

吃含有银化学物质的食物会使人变成蓝色，而且会永远保持下去。美国人保罗·卡拉松为了治疗皮肤病，服用了大量含银的药物。结果皮肤中的银与阳光发生反应，变成了蓝色。即使是重新生长出来的皮肤，蓝色也不会消失。

保罗·卡拉松

银

吃大量胡萝卜会让皮肤变成像胡萝卜一样的颜色，而且手掌心的颜色最重，这叫作胡萝卜素血症。

# 我们有可能**死于**自身的
# 免疫系统

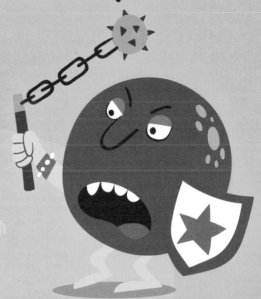

我可是站在你这边的!

人体的免疫系统一旦发现外来入侵者就会消灭它们,是一件好事,前提是它能分辨出哪些是我们自身的组织,哪些不是。有时候,一个人的免疫系统会把目标对准自己的身体,将一些无害的身体细胞误认为是外来细胞。这会导致身体的内战,引发自身免疫系统疾病。

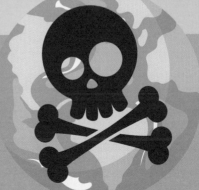

1918年,一场致命的流感夺去了世界上1亿人的生命。因为流感病毒让年轻人健康的免疫系统紊乱,使他们体内充满了"杀死"自身细胞的化学物质。

# 坏疽不会
# 让我们变绿

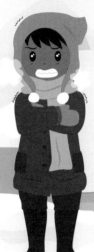

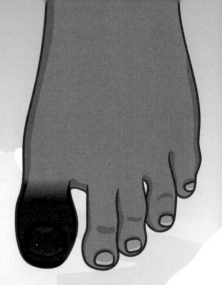

切断身体部分的血液供应会导致那部分的组织死亡，这常见于手指、脚趾、手和脚，但也可能发生于内脏器官。被冻伤的人会发展成坏疽。

在干性坏疽中，感染的部分会变成紫色或黑色，最终脱落。部分氧气仍会到达坏疽部位，防止其腐烂或感染。

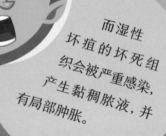

而湿性坏疽的坏死组织会被严重感染，产生黏稠脓液，并有局部肿胀。

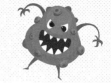

# 我们的**体内**存在
# **有害**的**微生物，**但不会让我们生病

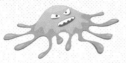

大多数人的肠道和体内其他地方都携带有大量的微生物，只有当微生物数量太多，或者我们的体质变差时，这些微生物才会对人体造成伤害。

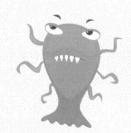

我们的口腔中大约有60亿个细菌，刚刷完牙可能会少一些。每呼吸一次，我们就会吸入更多的细菌，其中一些细菌会引起胃病、喉咙痛，甚至更糟的症状。但大多数时候，身体不会受到这些细菌的影响，我们也感受不到它们的存在。

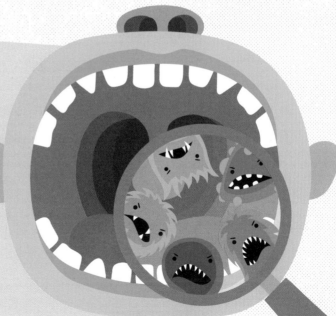

# 梦游仙境的爱丽丝不是唯一一个能变大变小的人

在《爱丽丝梦游仙境》的故事中，爱丽丝通过喝下药水使身体变大或变小。

患有爱丽丝梦游仙境综合征的人看到的东西大小与实际不同，所以他们会觉得自己变大了或变小了。他们的眼睛没有问题，但是大脑在处理他们所看到的东西时发生了错误。在他们的眼里，自己的狗可能和老鼠一样小，胳膊却又粗壮无比。

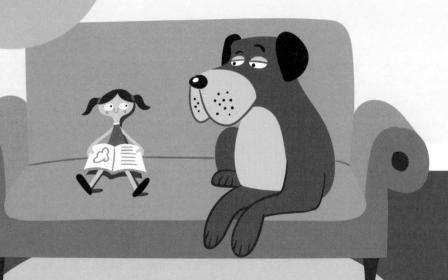

有些患者看到的东西形状不对，或者觉得这些东西在不断移动。他们的视觉会被扭曲，所以无法判断物体移动的真实速度。

# 被蜘蛛咬过的人会跳舞不止

15世纪到20世纪末的意大利，人们相信被蜘蛛咬伤的人会疯狂地跳舞。

被毒蜘蛛咬伤后的人会有一段时间行动迟缓。但是当他们听到音乐时，就会疯狂地跳舞几个小时甚至数日，直到筋疲力尽地倒下，那么蜘蛛的咬伤也就痊愈了。

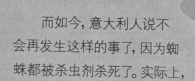

狼蛛

而如今，意大利人说不会再发生这样的事了，因为蜘蛛都被杀虫剂杀死了。实际上，被咬伤后跳舞可能是一种心理反应，是特殊的历史时期里人们为了狂欢而找的借口。狼蛛的咬伤并不是致命的，它的作用会在一段时间内逐渐消失。

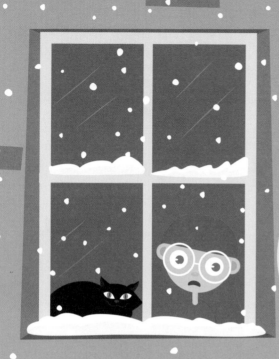

# 有些人对冷空气过敏

这听起来像是不想在冬天参加户外活动的完美借口，但对于那些真的对冷空气过敏的人来说，这一点儿都不好笑。他们会全身发痒，呼吸困难，严重的甚至会危及生命。患者必须及时服用抗组胺药物。

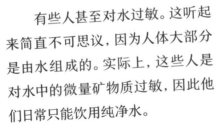

有些人甚至对水过敏。这听起来简直不可思议，因为人体大部分是由水组成的。实际上，这些人是对水中的微量矿物质过敏，因此他们日常只能饮用纯净水。

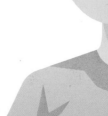

# 不是只有"吸血鬼"才怕阳光，
## 患有吸血鬼综合征的人也一样

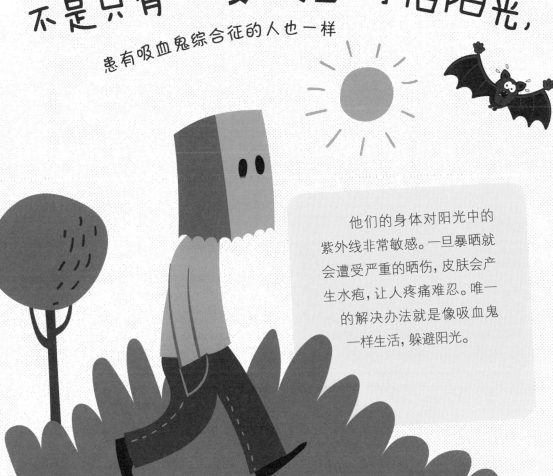

他们的身体对阳光中的紫外线非常敏感。一旦暴晒就会遭受严重的晒伤，皮肤会产生水疱，让人疼痛难忍。唯一的解决办法就是像吸血鬼一样生活，躲避阳光。

一种叫作卟啉症的疾病也与吸血鬼综合征有关。患者必须远离阳光，以避免胃痛、呕吐、心跳加速和高血压。另外，患者的小便会变成紫色。

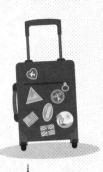

# 困惑的假期

很多访问圣城耶路撒冷的游客在离开时相信自己是弥赛亚，或者产生类似的宗教痴迷，这种症状叫作耶路撒冷综合征。它并不局限于某一种宗教或教派，犹太人和许多不同宗派背景的基督教徒都会受到影响，而他们之前没有精神问题。这种信念通常持续一周左右，然后消失。

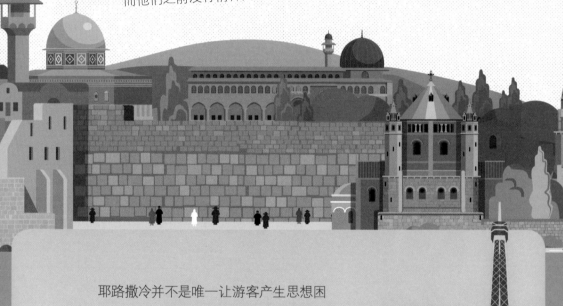

耶路撒冷并不是唯一让游客产生思想困扰的地方。每年约有20名日本游客在法国巴黎度假时会患上巴黎综合征，出现头晕、心跳加速、恶心以及被迫害妄想等症状。

# 奇怪的跳跃病

一种叫作缅因州法国人跳跃病的病症和它的名字一样奇怪。患有这种疾病的人受到惊吓时，会不停跳跃。

受到惊吓时，患者会手舞足蹈地四处乱蹦，或者干脆吓得跌倒，甚至在没有受到惊吓的情况下也会突然乱动起来。这种病的名字来自19世纪70年代在缅因州工作的法裔加拿大伐木工人。

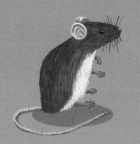

患者会听从指令行事，甚至做出不寻常的举动，比如乱扔东西。他们还会重复别人对他们说的话，模仿别人的行为。

# 千奇百怪的
## 无用"秘方"

古埃及人认为把死老鼠放进嘴里可以治愈牙痛。

人们将蛋清和刺荨麻混合在一起食用，以治疗失眠。

人们相信躺在石头上睡觉可以治疗秃顶。

治疗疣的一种古老方法是用肉摩擦疣，然后把肉埋起来。肉腐烂时，疣子就会掉下来。

黄金不能像过去认为的那样治愈眼睛上的睑腺炎，但可以用黄金戒指揉搓眼睛。

为了治疗疟疾，人们会把蜘蛛放在葡萄干里吃掉。

人们用公牛身上的血来祛斑。

过去，人们抽筋时会用鳗鱼皮包裹膝盖来治疗。

中风患者要闻燃烧的松树冒出的烟雾。

癌症的治疗方法是烧狗的头骨，把骨灰撒在病人的皮肤上。

人们把土豆放在口袋里来治疗关节炎。

# 放血是治疗失血的好方法？

过去，许多疾病的常见治疗方法是放血。

医生认为血液过多会使人生病，因此采用放血疗法治疗各种各样的疾病，如肝病、发热，甚至是受伤后失血过多导致的昏厥。

医生有一种特殊的"划痕器"，即一排排的针或刀片，通过在皮肤上滚动，轻松制造很多切口。

另一种方法是把水蛭放在人的皮肤上。水蛭刺穿皮肤以血液为食，不断膨胀，直到喝饱血脱落。

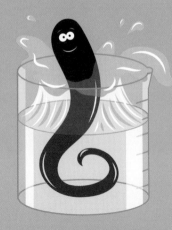

# 当闻到的一切都有恶臭味

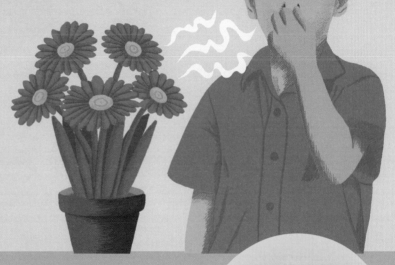

想象一下，如果很多东西闻起来像大便或有其他恶心的味道，生活会变得多么可怕。

患有嗅觉恶臭症的人一直在忍受这种情况。他们的大脑无法正确识别气味，所以即使是普通的东西闻起来都有一股可怕的臭味，比如类似粪便、呕吐物、腐烂或烧焦的气味。

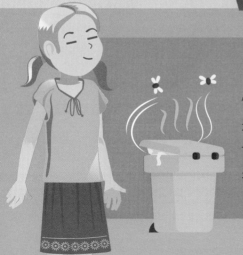

而患有嗅觉愉快症的人要幸运得多。对他们来说，所有东西闻起来气味都很美好。

患有幻嗅症的人会闻到并不真实存在的气味。嗅觉缺失和嗅觉愉快都是幻嗅症的类型。

# 有些人感觉不到痛苦

听上去不错，但其实这并不是一件好事。

没有痛觉的人可能在吃东西的时候咬掉舌头的一部分而毫无察觉，在手臂无法动弹的时候才意识到手臂骨折了，甚至血流不止时还没有意识到自己受了伤。

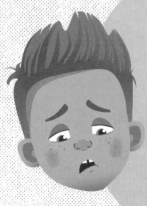

与之相反的是慢性疼痛综合征。患者会遭受无端的疼痛，而这种疼痛没有任何生理原因，症状持续几天或几年。最健康的状态是有适度的痛觉：当我们受伤时能感觉到疼痛，而正常情况下就没有痛感。

# 神奇的
# 皮瓣移植术

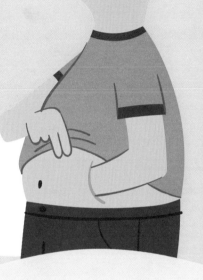

在一次事故中，一名男子手部皮肤意外剥落，于是医生把这只手放在伤者肚子里培养了六个星期。

外科医生在伤者的腹部做了一个口袋，让他把手放进去。这种听上去不可思议的做法很好地保护了这只手，伤者在恢复期间仅需要时不时摆动手指，保持肌肉活动。

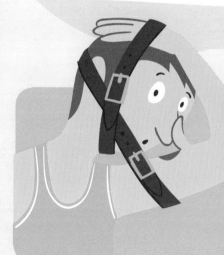

在奇怪的地方固定身体部位不是什么新鲜事。过去，为了重建患者的鼻子，外科医生会从上臂取下一块皮瓣，贴在脸上。在皮瓣生长的过程中，医生会将手臂固定好，直至新的鼻子生长完成。

# 蛆虫疗法

蛆虫喜欢腐烂的物质。

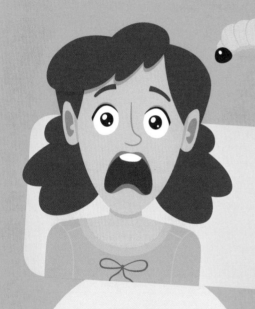

蛆虫疗法听起来很恶心，但已经拯救了很多人的性命。有些种类的蛆虫只吃腐肉，所以它们会干净利落地吃掉伤口腐坏的部分，留下完整健康的肉，让伤口可以及时愈合。

过去，接受蛆虫疗法的伤者会很快好起来，而没有接受治疗的伤者则无法控制伤口的感染。

如今，一些医院又开始使用这种疗法了，这些放在无菌袋里的蛆虫比外科医生更擅长清洗伤口。

# 人体内的寄生虫会吃掉
# 我们吞下的食物

绦虫是在肠道内生长的寄生虫。

人们通常不会意识到自己体内有绦虫，直到发现自己的排泄物中有绦虫的细胞碎片。

体内有绦虫的人总是感觉很饿，会不停地吃，但实际上是肚子里的绦虫吃掉了这些食物，营养无法被人吸收，也就不会长胖了。

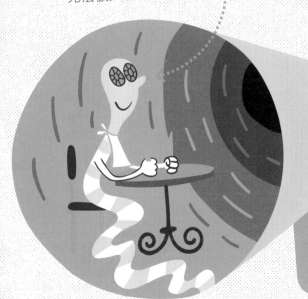

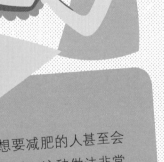

有些想要减肥的人甚至会故意吞下绦虫卵。这种做法非常危险，而且行不通。

# 海盗也会晕船

晕船和晕动症是由加速运动引起的。

大多数水手(包括海盗)最终会习惯在晃动的船上生活,但这需要一段时间适应。但大约有四分之一的人仍无法适应终日待在航船上。

大约一半的宇航员患有太空病,这是另一种形式的晕动病。他们必须使用特殊的"皮肤补丁",以防在穿着宇航服时犯病。对于戴着头盔的宇航员来说,感到头晕是非常危险的。他们无法判断路线,甚至看不清前方发生了什么。

# 致命舞蹈

1518年，一个女人在法国斯特拉斯堡的大街上突然跳起舞来，而且再也没有停下来。

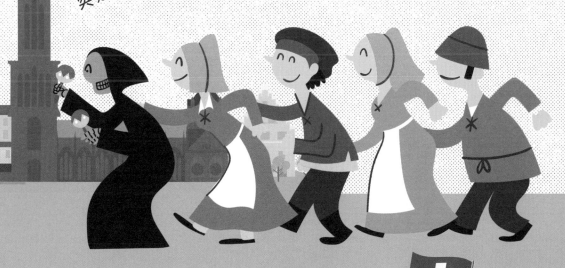

不久，其他人也加入了她的行列。他们连续跳了好几天。最后，400人疯狂共舞，直到精疲力竭，有些人甚至死了。医生们也无计可施，只能说多跳几次舞或许能治好他们的病，但实际上并没有。

在法国和瑞士，至少发生过七次这样的舞蹈瘟疫，1840年，在非洲海岸外的马达加斯加岛也发生过一次。

# 如果你生病了，就去
# 理发店吧

几百年前，理发师还兼职外科医生。

因为理发师有很多锋利的工具，他们除了剪头发、刮胡须外，还可以进行放血治疗、拔牙，甚至做简单的手术。

在欧洲，理发师的店外竖着有红白条纹的彩柱。最初，这些彩柱顶部的黄铜球代表的是盛水蛭的铜碗，而底部的铜球代表接血的铜碗，彩柱则代表的是放血时患者抓住的杆子。

# 蚂蚁在紧急情况下能很好地缝合伤口

在古代印度，外科医生用蚂蚁把伤口缝合在一起，而现代外科医生则用针线缝合伤口。

医生把伤口的边缘合在一起，然后放几只蚂蚁在伤口两侧，让它们紧紧咬住伤口，然后剪断蚂蚁的身体，留下头部并把伤口合上。在紧急情况下，丛林里的人们仍然使用蚂蚁缝合伤口。

在欧洲，人们用更传统的方法缝合伤口，但在发明现代缝合材料之前，他们通常使用羊肠或动物神经、血管。

# 现代医学
## 趣谈

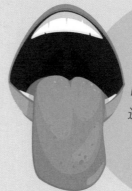

要咽下自己的舌头是不可能的，但随意把东西放进嘴巴里是很危险的行为。

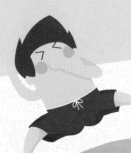

我们不会因为又湿又冷而感冒。感冒是由病毒引起的。

吃完东西后不到30分钟游泳容易导致抽筋。

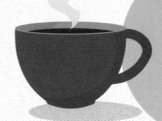

咖啡不会让人脱水，它只是饮料。

吃跳跳糖和喝汽水不会让胃爆炸。

触摸青蛙和蟾蜍不会让人长疣。

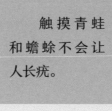

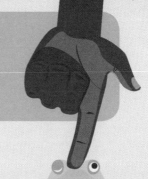

吃巧克力和高脂肪食物不会让人长斑点。

睁着眼睛打喷嚏，眼睛并不会爆出来。

偶尔咽下口香糖对人体没有害处，它并不会在肠道里停留7年。

在用氯消毒后的泳池里睁开眼睛并不危险，但眼睛可能会感到刺痛。

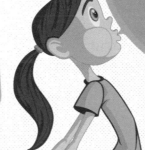

# 致命食人族

库鲁病是一种罕见且致命的疾病。科学家在新几内亚的土著人身上发现了这种疾病。根据当地的葬礼传统，他们会吃下死去亲人的大脑。大多数人不会感染库鲁病，因为只有吃掉患有库鲁病的人的大脑才会得这种病。

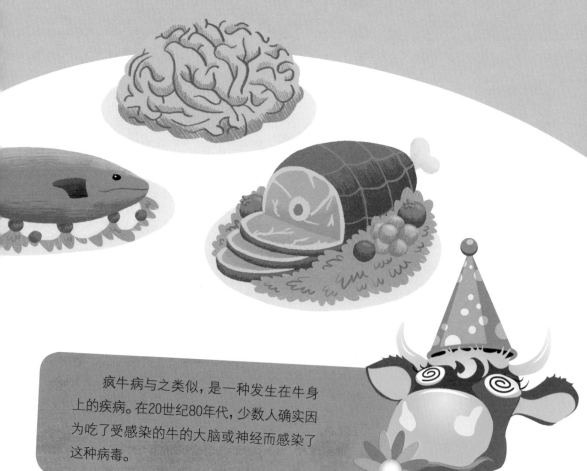

疯牛病与之类似，是一种发生在牛身上的疾病。在20世纪80年代，少数人确实因为吃了受感染的牛的大脑或神经而感染了这种病毒。

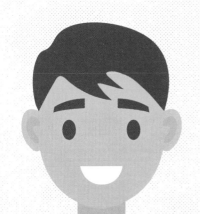

# 外科医生可以移植身体不同部位的皮肤

由于受伤或严重烧伤而失去大块皮肤的人，可以将身体未受伤部位的皮肤移植到受伤部位。外科医生从身体其他部位剥去一些皮肤层，这样做不会在皮肤上留下明显的瘢痕。

如果损伤太大，没有足够的健康皮肤可以移植的话，医生会用一种特殊的人造皮肤专用支架来覆盖伤口，身体会在支架上生长出新的皮肤。

# 医生曾"打开"患者的大脑
## 治疗精神疾病

过去，精神疾病很难治疗，医生尝试过很多奇怪的野蛮手段。

最糟糕的一种方法是在手术中将锥子经由眼球上部从眼眶中凿入脑内，破坏掉相应的神经，这被称为前脑叶白质切除术。患者术后通常会变得平静，所以医生认为这种疗法有效。20世纪70年代以前，有超过7万例前脑叶白质切除术，直到出现更好的治疗方法。

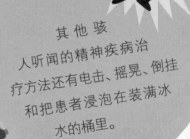

其他骇人听闻的精神疾病治疗方法还有电击、摇晃、倒挂和把患者浸泡在装满冰水的桶里。

# 舔割伤或擦伤的伤口会让人感觉舒服些

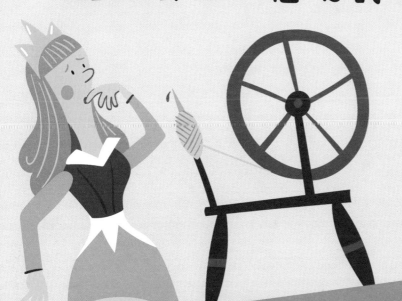

唾液中含有一种叫作组蛋白的化学物质，有消毒作用，且有利于伤口愈合。

更妙的是，唾液含有的止痛成分，其效果是吗啡的6倍。吮吸割伤的手指会让人感觉舒服点。

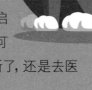

许多动物会舔自己的伤口。也许人们"亲亲伤口"的习惯就是受到了动物的启发。注意，只有小伤口可以这么做，如果胳膊断了，还是去医院吧。

# 已经失去的四肢的部位
# 仍然会痛

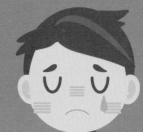

失去一条胳膊或一条腿的人仍然经常有痛、痒或其他不舒服的感觉，这种现象称为"幻肢痛"。

幻肢痛出现的原因是身体在失去这部分肢体后继续保留了此处的记忆，认为有神经通向那里，从而将信号视为从这部分传递过来的。

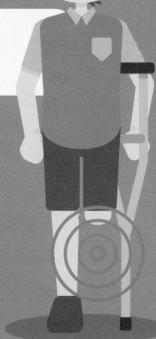

我们可以用反光镜箱来治疗部分患者的幻肢痛。患者移动剩下的胳膊或腿，摆出更舒服的姿势，通过在反光镜中观察这一过程，"欺骗"他们的大脑。

反光镜箱 ••••••••••

# 山羊的胃石可以用来解毒

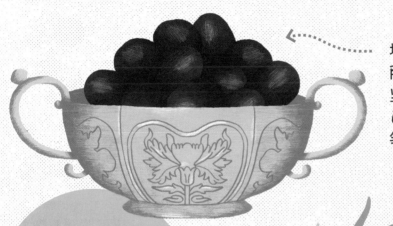

胃石就像一块石头，但它实际上是一种非常坚硬的毛球，来自山羊或美洲驼等动物。

曾经，人们认为牛黄是所有毒药的解毒剂，所以牛黄异常珍贵，其价值超过了与它们重量相当的黄金。

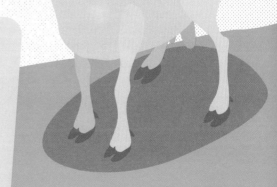

1575年，一位法国外科医生做了一项实验，揭穿了这个谎言。他给一个被判死刑的囚犯下毒，再试图用全国最好的牛黄来医治他。但这个囚犯最终还是死了。人们这才相信，有些毒药有解毒剂，但没有一种解毒剂能对付所有类型的毒药。

# 锑丸可以清洗后
# 重复使用

直到20世纪，人们还在服用由金属锑制成的药丸作为泻药(即帮助他们排便)，"清理"肠道。

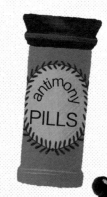

锑丸价格昂贵，但服用后不会被人体消化。人们不想浪费这种药物，所以当它们从人体另一头排出来时，人们就会把它们捡起来，洗干净，保存起来以备下次使用。

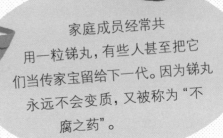

家庭成员经常共用一粒锑丸，有些人甚至把它们当传家宝留给下一代。因为锑丸永远不会变质，又被称为"不腐之药"。

# 失去手指的人可以学会
## 把脚趾当手指用

我们可能根本用不上脚趾，我们的身体可以很好地配合大脑，如果没有手指，我们就有可能学会灵活地使用脚趾。脚趾和手指有相同数量的关节，但问题是，我们所有的脚趾都在一条线上，而各个手指可以分开。

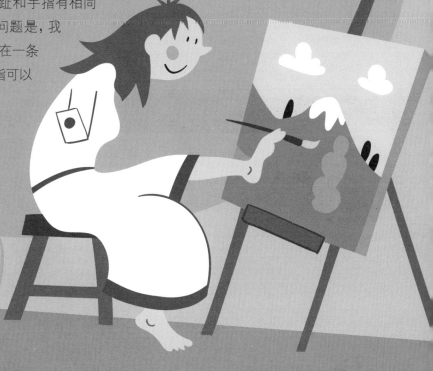

有时，在事故中失去手指的人会通过手术将脚趾移植到手上，恢复后就可以真的把脚趾当手指用了。

# 让我们**生病**的原因有很多

病毒会劫持我们的身体细胞，并利用它们作为工厂来制造更多的病毒，然后脱离这个细胞，进入下一个细胞中继续制造病毒。

许多疾病都是由细菌引起的。我们无处可逃——土壤里的细菌比世界上的人还多。

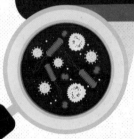

没人能确定病毒是否有生命，但它们繁殖得非常快，一次可以复制多达5万份。

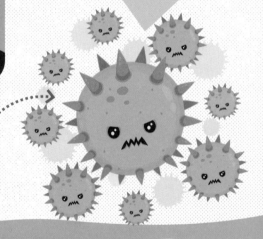

真菌感染是由蘑菇的同类引起的，但体形要小得多。足癣是由脚趾间生长的真菌引起的。

当你的免疫系统战胜了大多数病毒感染之后，你将拥有终身免疫。

感冒病毒 ·····▶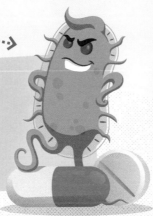

抗生素不会使感冒和流感好转，因为抗生素只对细菌有效。感冒和流感是由病毒引起的。

当身体的某一部分开始疯狂地制造新细胞时，癌症就可能会发生。

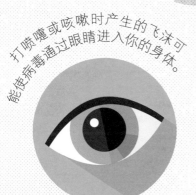
打喷嚏或咳嗽时产生的飞沫可能使病毒通过眼睛进入你的身体。

有些疾病始于携带病毒、细菌或寄生虫的蚊虫叮咬。

饮用不干净的水会导致很多疾病，比如感染麦地那龙线虫。这种蠕虫会长到90厘米长，然后通过脚或腿上的一个洞慢慢爬出来。当它出来的时候，患者得用棍子把它绕起来。

# 可以入药的木乃伊?

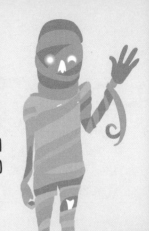

如今，我们可能会在博物馆里看到埃及木乃伊，但很久以前人们把它们磨碎用作药物。

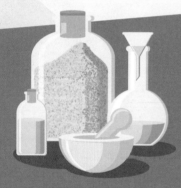

18世纪木乃伊短缺时，人们会用刚死去的人做成假木乃伊粉。但这只是一种吓人的无用偏方，所谓"木乃伊粉"只是从木乃伊身上刮下来的一种黏稠、焦黑的矿物质。

另一种奇怪的药物是用苔藓制成的，据说这种苔藓只能长在人的骨头上。这可不是那么容易弄到的。

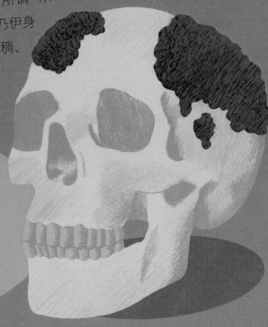

# 医生可以用**熏肉**把蛆虫从人体中取出来

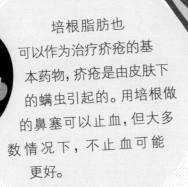

不幸得了蝇蛆病的人会有蝇蛆生活在皮肤下，并在身体里挖洞。最好的治疗方法是把培根条放在皮肤上。蛆虫喜欢嚼人的皮肉，但更喜欢培根，所以它们会爬上来吃，这时再将它们挑出来扔掉，最好也把熏肉扔掉。

培根脂肪也可以作为治疗疥疮的基本药物，疥疮是由皮肤下的螨虫引起的。用培根做的鼻塞可以止血，但大多数情况下，不止血可能更好。

# 我们是从一个细胞成长而来的

## 每个人最早在妈妈的肚子里都只是一个小小的细胞

比一粒沙子还要小

胎儿在母亲体内生长的10个月里，从比一粒沙子还小到成长为一个胎儿那么大，这绝对是我们成长最快的一个阶段！

单个卵细胞分裂成两个细胞，2个细胞又分裂成4个，4个再分裂成8个，以此类推，细胞数量不断增加。经过41次分裂，胎儿的细胞可以达到2万亿个。

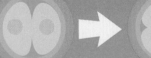 →  →

# 从细胞长成胎儿需要40周时间

美国和英国的医生认为一个受精卵长成胎儿需要40周,以此计算胎儿的预产期。但在法国,医生按41周进行计算。

或者41周,这取决于我们的所在地

然而,头两周也是为了方便计算,实际上胎儿要到第2周(或第3周)才开始生长。所以,胎儿真正的生长期是38周。

胎儿通常不会在预产期出生(从第40周或第41周开始计算)。事实上,只有1/25的婴儿能准时出生!提前或推迟两周出生的情况都算正常。

# 我们的耳朵和鼻子
# 在一生中会不断变大

大多数人到了十几岁或二十岁出头就不再长个子了，但是耳朵和鼻子还在不断生长。所以一些老年人的耳朵看上去会非常大。

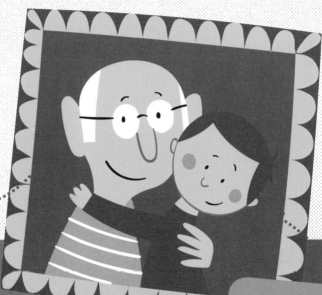

耳朵和鼻子确实在不断生长，但我们希望它们不要继续长大了。由于耳朵和鼻子内没有支撑其不变形的骨骼，所以随着时间的推移，重力会使它们下垂，变得更长。

相对于孩子头部的大小来说，他们的鼻子非常小巧，这是因为孩子的头相对于身体来说比较大，鼻子和身体的比例更协调。

# 刚刚降生的宝宝不会哭，

## 或者虽然会哭得很大声，但不会流眼泪

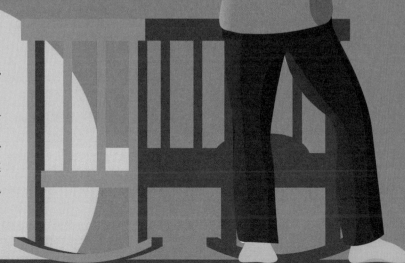

婴儿直到1~3个月大时才开始流泪。他们生来就有分泌眼泪的腺体，但这些腺体的大小仅够婴儿分泌湿润眼睛所需的眼泪，而且当婴儿感到悲伤时，他们不会分泌多余的眼泪来顺着脸颊流下去。

一个刚出生的婴儿一天要哭2小时左右。六周之后，每天哭的时间会增加到3小时(但似乎不止这么长时间)，然后慢慢下降到每天1小时左右。

牙釉质 ⤑

牙本质

# 牙齿只有最外面一层是白色的

的增长，牙齿外面的白色牙釉质越来越薄，里面的牙本质逐渐暴露出来。

老年人的牙齿看上去是黄的，因为随着年龄

牙本质呈黄色、淡褐色，甚至是略带蓝色的灰色。牙本质的色度是遗传的，不能改变。但是，直到我们长到足够大的时候，才会知道自己的头发是什么颜色的，因为那时发色才会完全显现出来，是不是感觉很惊讶？如果你想知道自己的牙本质是什么颜色，可以参考一下爷爷奶奶的牙齿。

老年人的牙齿看起来更长。不是因为牙齿长长了，而是牙龈已经不那么丰满了，而且有点萎缩，所以牙齿露出了更长一截。

# 我们可以**计算出**自己成年后的**身高**

## 想知道的话，做个简单的算数就可以了。

把你母亲的身高和你父亲的身高（必须是你亲生父母的身高，而不是继父/继母或养父/养母的身高）加起来，总数除以2。如果你是女孩，就把得出的数字减去6.25厘米。如果你是男孩，就加上6.25厘米。

179cm

母亲
162.5cm

166cm

父亲
183cm

这只是一种大致的计算方法，除了父母的因素外，孩子的身高还会受到营养状况、童年时是否患有严重疾病等后天因素的影响。

# 大多数老年人不戴眼镜就无法阅读

眼睛里的晶状体必须改变形状才能看到近的东西，比如阅读或缝纫。随着人们年龄的增长，晶状体变得越来越硬，越来越不灵活，直到眼睛的肌肉无法使其改变形状。这时，老年人就需要眼镜来帮助他们看近的东西。

听力也会随着年龄增长而变差。老年人经常听不到细小或高音调的声音。比如，我们可能会发现，年纪较大的人能听到我们父亲讲话的声音，但听不到我们的声音。这是因为孩子和女人讲话的音调都比较高，对于听力受损的人来说，听到他们的声音比较困难。

# 胡子比睫毛长得快

## 人体生长速度最快的毛发在脸上

男人的胡子比睫毛长得快，睫毛一个月大约能长5毫米，而胡子可以在12小时内明显地长出来!

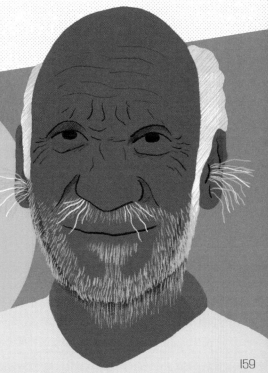

女性的面部毛发和男性一样多，但女性的毛发很细，也不会长得那么长，所以通常不引人注目。男性鼻子和耳朵里的毛发同样更长、更厚。这些毛发的生长是对雄性激素(化学信息)的反应。雄性激素存在的时间越长，毛发就长得越多，因此，年纪大的男性耳朵和鼻子里的毛发也会更多。

159

# 婴儿在出生前是**毛茸茸**的

怀孕大约12周后，胎儿会长出一层细毛，称为胎毛。

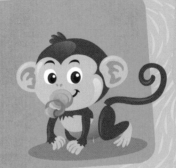

胎毛通常在出生之前就会消失，但有些婴儿出生时还是毛茸茸的。

早产的宝宝相比正常宝宝毛发更多。

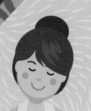

饮食失调或吃得很少的人会重新长出胎毛，帮助他们在缺少脂肪的情况下保暖。

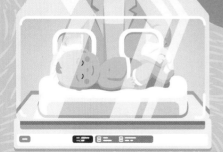

胎毛会落入其生长的液体环境里，然后被胎儿随液体吞下。

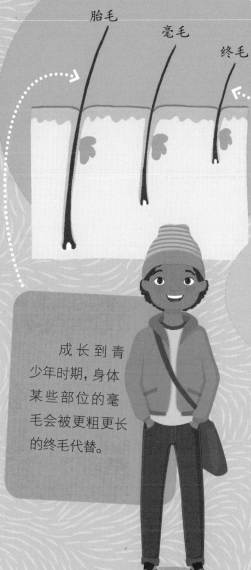

胎毛　　毫毛　　终毛

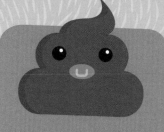

宝宝的第一次便便含有吞下的胎毛。

毫毛比胎毛更细。

胎毛脱落后，宝宝全身会长出细毛，称为毫毛。

成长到青少年时期，身体某些部位的毫毛会被更粗更长的终毛代替。

手心、脚心或嘴唇上不会长毛发。

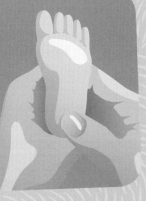

# 没有人知道胎记的成因

胎记是宝宝出生后不久皮肤上出现的粉红色、红色或棕色的印记。

关于胎记有很多迷信的说法。有的地方的人们认为，如果母亲想要什么东西却没有得到，那么她怀孕后生出的婴儿就会长出一个胎记。所以，如果你的妈妈特别想吃草莓，但是没有吃到，你就会有一个像草莓一样的粉红色胎记。不过，我们应该不会长出像苹果手机那样的胎记。

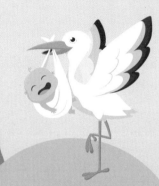

在北欧，脖子后面的粉红色印记被称为"鹳吻痕"，据说鹳会衔着婴儿，把他们带到他们的父母那里。

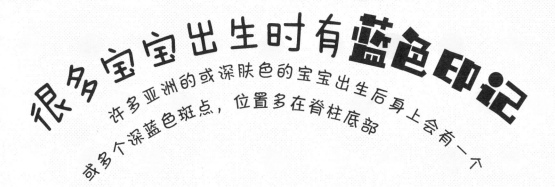

# 很多宝宝出生时有蓝色印记

许多亚洲的或深肤色的宝宝出生后身上会有一个或多个深蓝色斑点，位置多在脊柱底部

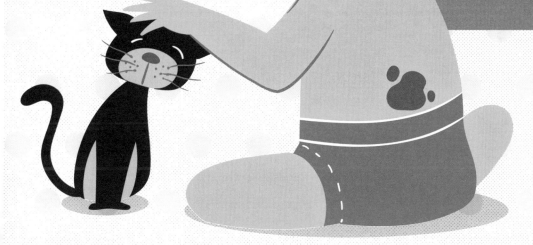

这些斑点是由皮肤深层的细胞色素沉淀引起的。

有些婴儿出生不久后身上就会出现这些斑点。它们没有什么害处，会在婴儿长大到儿童时期后逐渐消失。浅色皮肤的婴儿很少会有这种斑点，因为他们的皮肤色素更少。

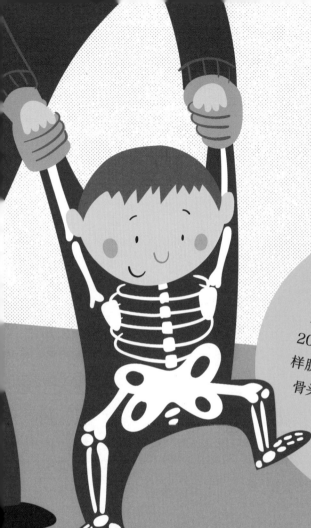

# 宝宝的骨骼
## 数量更多

新生儿大约有300块骨头，但当他长大成人时，这个数字会下降到206块。我们的骨头不会像牙齿一样脱落，但在成长的过程中，有些骨头会连在一起。

一些后来会连在一起的骨头是婴儿的软骨。软骨很结实，比骨头更有弹性。(使鼻子变硬的部分是由软骨构成的。)这使得婴儿的身体更加柔韧，有助于他们离开母亲的身体，来到这个世界。

# 婴儿没有膝盖骨

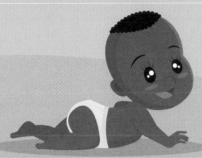

婴儿没有的一块或者两块骨头是膝盖骨。

婴儿的膝盖有软骨，它们会慢慢变成骨头。婴儿在长到3~5岁时就会有骨骼感较强的膝盖了。

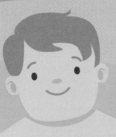

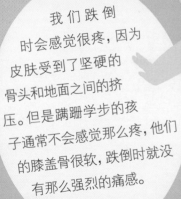

我们跌倒时会感觉很疼，因为皮肤受到了坚硬的骨头和地面之间的挤压。但是蹒跚学步的孩子通常不会感觉那么疼，他们的膝盖骨很软，跌倒时就没有那么强烈的痛感。

孩子在学习走路的时候总会摔倒，但是他们很少受伤。一是因为他们不会摔得很重，二是因为他们的膝盖骨还没有变得坚硬。

# 拔掉的眉毛很快就会长出来

眉毛和其他毛发一样，都是从一个叫作毛囊的"小孔"里长出来的。

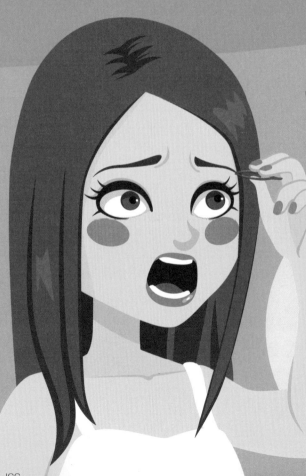

拔下一根眉毛只会促进另一根眉毛的生长。对于年轻人来说，新毛发在两个月左右就会长到正常的长度，成年人的眉毛生长速度会更快一点，而老年人则会慢一点。

眉毛的生长速度与我们的新陈代谢率有关。新陈代谢速度是我们身体运行的速度，包括消化和吸收食物的速度。新陈代谢速度越快，眉毛（和其他毛发）长得就越快。

# 有些手指的指甲生长得更快

指甲生长速度最快的手指通常是我们用得最多的那只手(称为"惯用手")的中指。也就是说，如果你习惯用右手，那么你的右手中指指甲长得最快；如果你是左撇子，那么就是左手中指指甲长得最快。

惯用手的指甲比相应的另一只手的指甲长得快，长手指的指甲比短手指的指甲长得快。

平均来说，指甲每个月会长3毫米。

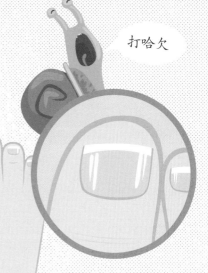

打哈欠

然而，所有的脚指甲都比手指甲长得慢。它们就是懒洋洋的！手指甲的生长速度是脚指甲生长速度的4倍。

# 婴儿的脑袋很大

当我们还是婴儿的时候，大约1/3的体长是由头部占据的。

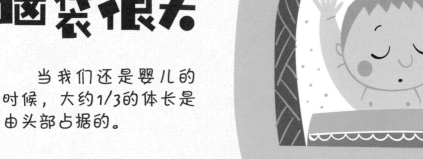

拥有大脑袋和短胳膊意味着婴儿通常无法将双手举过头顶。

在整个童年时期，脑袋的生长速度要慢于身体其他部位。所以按比例来看，我们的脑袋变小了。

当我们完全长大后，脑袋只会占身高的1/8。

8
7
6
5
4
3
2
1
0

# 我们会在**不知不觉**中掉落**一半**的头发

因为衰老、疾病或化疗而脱发的人，会在不知不觉中掉落将近一半的发量。

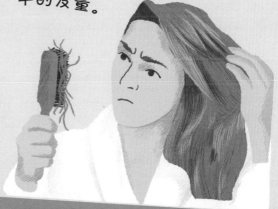

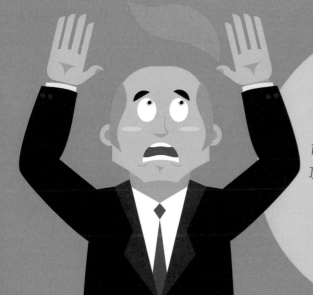

有的时候脱发会被人看出来。比如很多上了年纪的男性都会从头部的前部或中部开始脱发，然后在秃顶处周围留一圈头发。这样一块有头发、一块光秃秃的样子，一下就能看出来了。

# 我们在出生时并不是0岁

婴儿通常需要38周才能离开妈妈的身体。但有些婴儿出生得早，还没有完全足月。37周之前出生的婴儿被称为早产儿，他们可能需要一些医疗帮助。

早产儿出生后仍要补上本该在妈妈肚子里完成的发育进程，也就是说，只有赶上了本应达到的水平，它才会和足月的宝宝一样成长。早两个月出生的婴儿需要5个月的时间才能达到足月婴儿3个月的生长水平。可以这样说，刚出生时这个婴儿的年龄是−2个月。

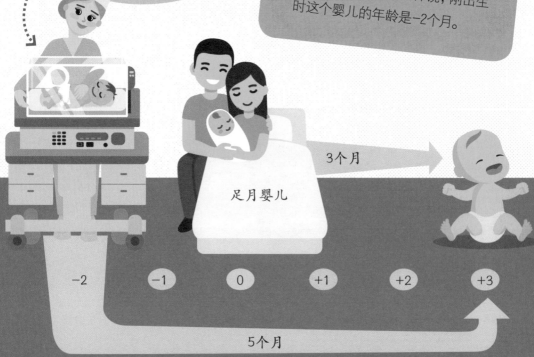

足月婴儿

3个月

−2　　−1　　0　　+1　　+2　　+3

5个月

# 一个受精卵可以产生很多不同类型的细胞

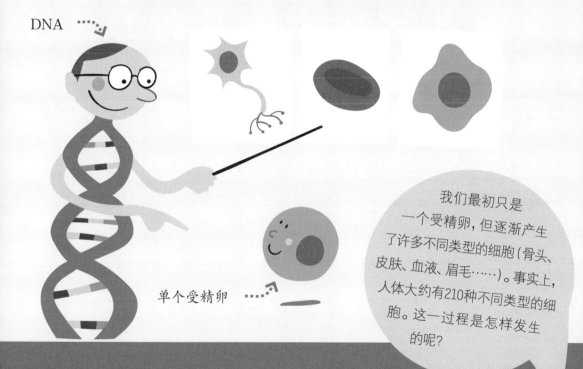

DNA

单个受精卵

我们最初只是一个受精卵,但逐渐产生了许多不同类型的细胞(骨头、皮肤、血液、眉毛……)。事实上,人体大约有210种不同类型的细胞。这一过程是怎样发生的呢?

　　受精卵首先分裂成两个完全相同的细胞。很快,新的细胞开始发生变化。每个细胞都有一套完整的指令来制造人的整个身体,这套指令储存在一种叫作DNA的化学物质中。在尚未发育成婴儿的早期,每个细胞中的一些指令被关闭。随着更多的细胞出现,每个细胞能接收到的指令越来越少,迫使它们成为这样或那样的身体部位。

# 可再生 的身体

我们身体里的大部分细胞会磨损并更新，但不是一次全部被替换，而是在一个连续的、滚动的循环中依次被替换。

每3~4天，我们肠道内的细胞就会更新一次。它们生活在一个险恶的环境中，所以存活不了太久！

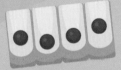

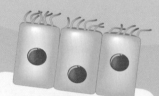

远离酸性物质的肠道细胞过得比较好，它们每16年才会被替换一次。

在8-14岁，我们每天会失去200亿~300亿的身体细胞。成年后，这个数字会增长到500亿-700亿。

红细胞大约可以生存4个月，而白细胞可以维持一年甚至更长时间。

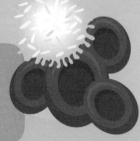

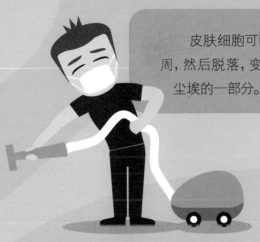

皮肤细胞可以生存2~3周，然后脱落，变成房间里尘埃的一部分。

储存脂肪的细胞可以存活10年左右。

骨细胞可以存活大约10年。所以在我们10岁的时候，原始骨细胞已经很少了。

一个肝脏细胞可以存活300~500天。

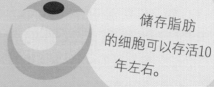

脑细胞可以伴随我们一生。

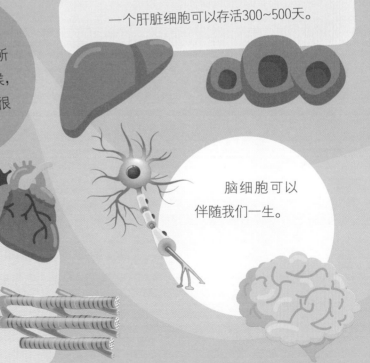

在我们50岁的时候，仍然有一半的心肌细胞是我们与生俱来的。

# 我们的**肝脏**可以**再生**

唯一能够在受损后自我再生的内部器官是我们的肝脏。只要还有四分之一的肝脏，它就可以再生。

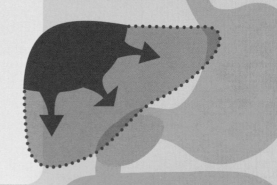

这意味着人们可以把自己的一部分肝脏捐献给需要肝脏的人。每个人都可以从现有的部分肝脏长出一个全新的肝脏来。

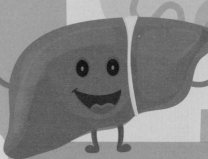

肝脏能制造肠道消化食物所需要的化学物质，并将毒素从我们的体内排出，所以它是一个很有用的器官。

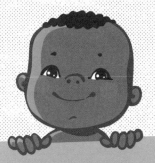

# 宝宝出生时
# 脑袋上有个"洞"

婴儿的头骨之间有两个缝隙，称为"囟门"。这两个缝隙一个在前，一个在后，此处的头骨不是闭合的。这些缝隙在婴儿出生后的18个月内就会消失。

婴儿的头骨不是连在一起的，而是在不同的区域里。

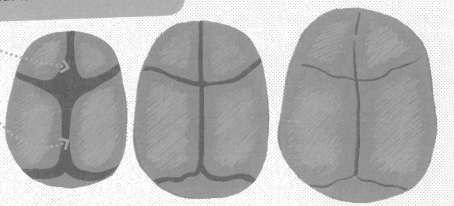

18个月

婴儿的大脑比骨头长得快，所以这些缝隙可以让大脑在不受头骨大小限制的情况下生长。

具有一定灵活度的头骨也能让婴儿更容易出生。当婴儿的头部受到挤压时，头骨部分可以发生轻微的移动。

# 我们的微观成长

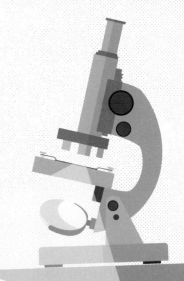

我们身体的每一部分都是通过将一个细胞分裂成两个而生长的。身体这样做是为了让我们变得更大，并修复所有破损的部分，比如制造新的皮肤来覆盖划痕。

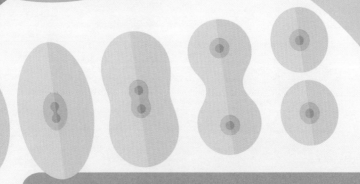

细胞核

首先，细胞会把自己整理好。中间重要的部分叫作细胞核，这一部分不仅包含这个细胞的制造方案，还包括整个身体的制造方案。接着，细胞核复制自己以及它包含的所有信息。然后细胞一分为二，并围绕两个细胞核分裂，形成两个细胞。

# 我们小时候身体里有棕色脂肪

我们的身体都存在并且需要一些脂肪：在寒冷的天气里，脂肪帮助我们保暖，并提供能量。如果我们没有从食物中获得足够的能量，就会利用脂肪分解产生的能量。

棕色脂肪燃烧能量！

脂肪有两种:白色脂肪和棕色脂肪。棕色脂肪很好，而过多的白色脂肪会导致健康问题。

白色脂肪储存能量！

儿童比成人有更多的棕色脂肪，当孩子们还小的时候，棕色脂肪有助于保暖。成年人的棕色脂肪含量很少，比例远低于儿童。一个身体脂肪有9千克的成年人可能只有60克的棕色脂肪。

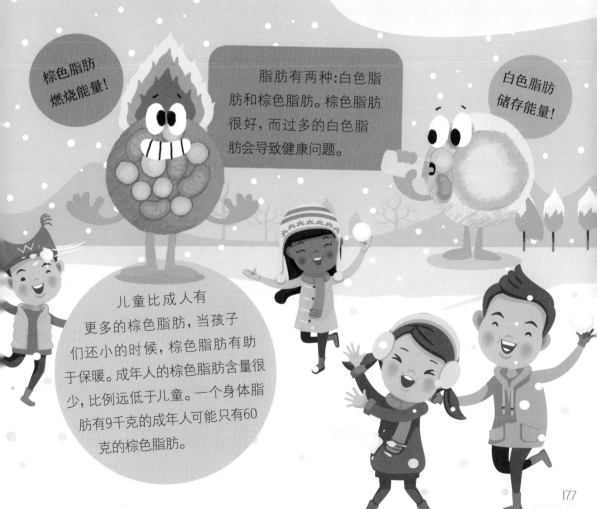

# 婴儿在出生的第一年
## 体重增加了2倍

我们刚出生
的时候长
得最快。

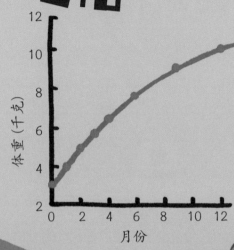

出生后，我们
的生长速度比出生前要
慢，但体重会在出生后的前
5个月里翻倍，到一年后大
约会翻3倍。

但我们不会保持那样的增长速度！如果我们出生时体重
为3.5千克，并且每年体重都会翻3倍，那么到10岁时，体重将超
过20万千克，到18岁时，体重将超过10亿千克，相当于1500万人
的体重之和。

# 青少年的生长速度几乎和婴儿一样快

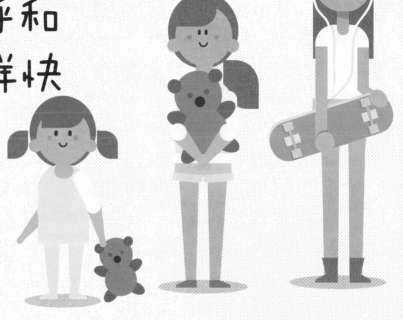

我们在出生第一年生长速度最快，接着，很快会进入第二个快速生长时期。

虽然儿童的生长速度会放缓，但当女孩到了12岁左右，男孩到了14岁左右，会有一个井喷式的快速生长。他们会突然长高，变得成熟。

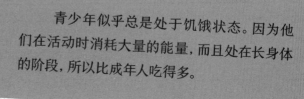

青少年似乎总是处于饥饿状态。因为他们在活动时消耗大量的能量，而且处在长身体的阶段，所以比成年人吃得多。

# 女孩生下来就已经有了所有的卵细胞

我们都是从母亲体内的一个卵细胞发育而来的，而这些卵细胞在母亲出生之前就形成了。

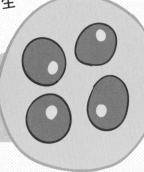

当一个女孩还是她母亲肚子里的胚胎时，她体内的卵细胞就已经发育成熟了。出生后，女孩的身体不会再制造更多的卵细胞，而是从青春期到中年的每个月都会有一次排卵。

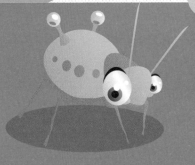

如果你觉得这很奇怪，那想想绿蝇(蚜虫)吧。夏天的蚜虫都是雌性的，它们可能一出生就怀孕了，然后生出自己的克隆体。至少我们的构造还没有那么奇怪。

# 人死后头发和指甲
## 不会继续生长

人们曾经认为头发和指甲会在人死后继续生长，但事实并非如此。

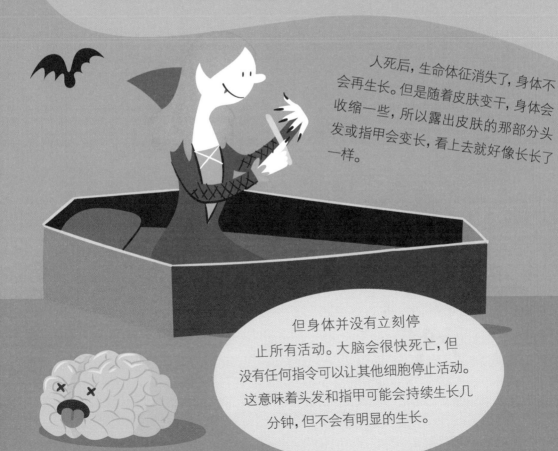

人死后，生命体征消失了，身体不会再生长。但是随着皮肤变干，身体会收缩一些，所以露出皮肤的那部分头发或指甲会变长，看上去就好像长长了一样。

但身体并没有立刻停止所有活动。大脑会很快死亡，但没有任何指令可以让其他细胞停止活动。这意味着头发和指甲可能会持续生长几分钟，但不会有明显的生长。

# 长出皮肤的头发已经是死的了

头发是从皮肤上的叫作毛囊的"小孔"里长出来的。

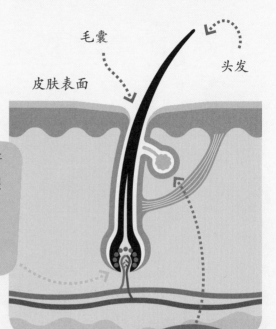

毛囊

皮肤表面

头发

我们长出皮肤的头发部分已经干枯死亡了。所有的毛发生长都是在根部，是看不见的。毛细胞是在头发的底部形成的，它们将上方的头发向上推出皮肤。

随着头发的生长，毛囊会不断分泌油脂，使头发变得光滑柔润。如果油脂分泌过于活跃，头发就会变得油腻。

我们可以在不伤害头发的情况下理发，因为头发没有任何神经，也没有生命。

# 婴儿眨眼的频率很低

婴儿大约一分钟眨眼一到两次，而成年人一分钟眨眼约十次。随着年龄的增长，我们眨眼的频率越来越高。

我们很难计算自己眨眼的频率，因为一旦开始思考这个问题，计数就可能受到影响了。我们可以观察兄弟姐妹或朋友，只要不透露我们在做什么，就可以计算他们眨眼的频率。

眨眼的动作可保持眼球湿润，防止灰尘和空气中的其他微粒进入眼球。眼睛干燥会让人感到很不舒服，眨眼的次数会更多。

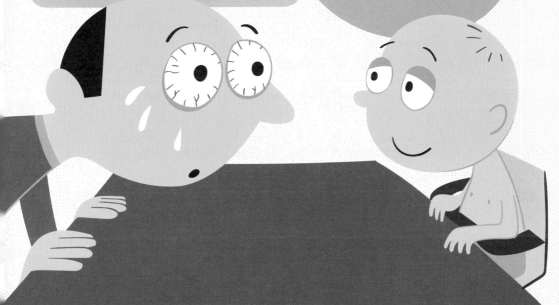

# 我们在夜间**长身体**

夜间是我们的身体生长和修复的主要时间段。

夜间，我们的精力集中，身体不会因为跑步、跳跃、喊叫或做作业而分心，所以身体可以不间断地生长，同时修复损伤。

ZZZ

科学家测量了羊羔骨骼的生长情况，发现它们90%的生长都是在晚上进行的。因为骨头很硬，不能挤压或伸展，所以科学家可以追踪到骨头的长度。研究发现，羊羔在白天活动时并不会长身体，小孩也是一样。

# 白天，我们的身体会缩水

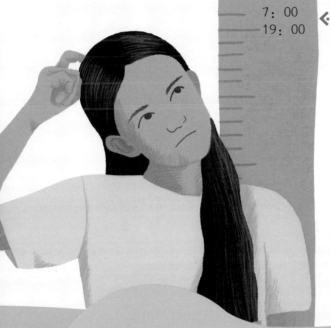

7: 00
19: 00

早晨起来时是测量身高的最佳时间，这不是因为我们会在一夜之间长高，而是因为我们的身高在白天会变矮。

我们的脊柱(脊椎骨)骨头(椎骨)之间有椎间盘。当我们站着的时候，头和脊椎骨的重量把椎间盘压扁了，所以身高会稍稍变矮。

当我们躺下的时候，脊柱放松，椎间盘又舒展开了，所以早上起来身高会变高，无论我们夜里有没有长身体。

# 生长的疼痛!

你体验过"生长痛"吗?处于发育期的小孩经常会在夜里感到腿部疼痛或抽筋,这就是"生长痛",有时白天也会有这种感觉。这种情况通常发生在小孩12岁之前,身体快速生长的时期。当发育停止时,"生长痛"也会停止。

由于"生长痛"多发生在夜里(长身体的时候),而且会在发育结束后停止,人们一般认为这是腿部骨头生长造成的,可以通过按摩缓解疼痛。但实际上,我们还不清楚这种疼痛产生的确切原因,不能确定这和身体发育有关。

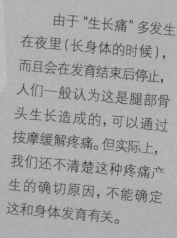

# 牙齿生长的顺序是可以预测的

我们的第一组牙齿，也就是乳牙，是按照一定的顺序长出来的。

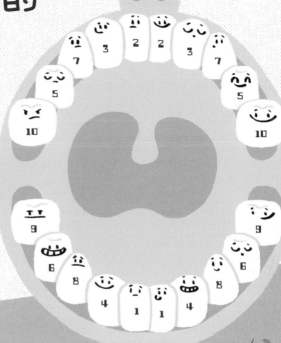

通常孩子在两岁半的时候就拥有了第一组牙齿。

第一组牙齿被称为"乳牙"，它们出现在婴儿主要靠奶水生活的阶段（不需要用牙齿咬的阶段）。因为乳牙会脱落，就像会离开树的叶子一样，所以又被称为"暂牙"。

# 胚胎 发育史

这张图显示了胚胎（后来称为"胎儿"）是如何发育的。

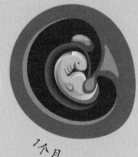

1个月

25周，胚胎和花椰菜一样大，会规律地睡觉和醒来。

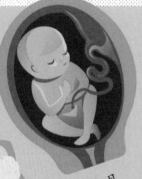

5个月

19周，胚胎和大番茄一样大，能够听见、看见东西了。

4个月

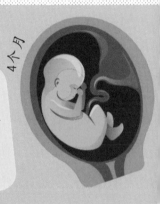

婴儿出生前6个月，牙齿就开始生长，但通常要到出生后4~7个月才会从牙龈中长出来。

7个月

6个月

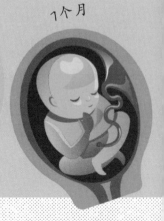

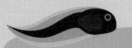

6周，胚胎看起来像一只蝌蚪，大小和扁豆差不多，但它的心脏已经在跳动了。

7周，胚胎有蓝莓那么大。

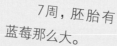

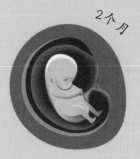

2个月

8周，胚胎和芸豆一样大，而且可以活动了。

13周，胚胎和豌豆一样长，指纹形成。

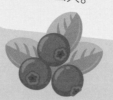

3个月

9周，胚胎和葡萄一样大，所有的身体部位已经就位，甚至耳垂都形成了。

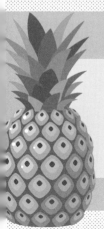

31周后，宝宝就有菠萝那么大了。

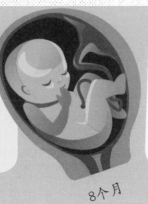

在最后几周，体重每天增加约28克。

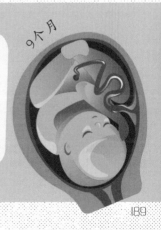

9个月

8个月

# 失去的手指甲或脚指甲最终会长出来

在事故或疾病中失去的手指或脚趾是无法重新长出来的，但失去指甲后，通常会重新长出来。

手指甲可以在6个月内重新长出来，但是脚指甲需要18个月才能完全再生。

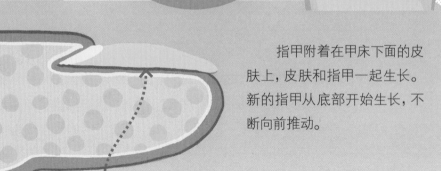

指甲附着在甲床下面的皮肤上，皮肤和指甲一起生长。新的指甲从底部开始生长，不断向前推动。

甲床

# 我们在出生前有一条尾巴

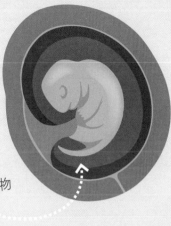

在胚胎开始生长的最初几周，它看起来像一只蝌蚪，后期看上去像一个卷着尾巴的圆形动物。尾巴是一根很长的脊椎骨，所有动物都有。

婴儿的尾巴在出生前大约七个月就被生长中的身体吸收了。

极少情况下，婴儿出生时带着一条小尾巴。尾巴没有骨头，只需要简单的手术就可以切除。

# 如果你足够**年轻，**
# 可以重新长出**指尖**

某些动物可以再生长出它们在事故中失去的身体部分，而人的四肢不能再生，手指和脚趾也不行。但有时候，只要指甲的一部分还在，而且伤口没有缝合，小孩子的指尖就可以再生。

科学家认为，这是因为指甲下有一种特殊的细胞，叫作干细胞，它可以帮助指尖再生。但千万不要尝试！断指很疼，而且不一定会重新长出来。

像蝾螈这样的动物，其四肢可以重生，先长出缺失的腿或胳膊的一小部分，然后继续生长，而这是人类无法做到的。

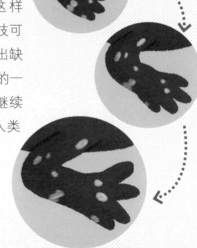

断肢

# 激素让我们长出毛发

其中一个变化是身体某些部位的毛发变厚了。男孩和女孩会在腋下和两腿之间长出毛发，接着男孩会长胡子。手臂和腿上的毛发也会变厚、变黑。男孩还可能会在胸部长出毛发。

当我们长到12岁左右时，身体开始发生变化，为进入成年阶段做准备。

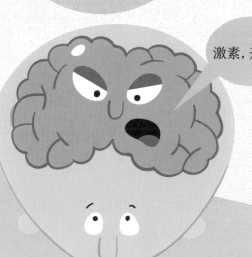

激素，开工啦！

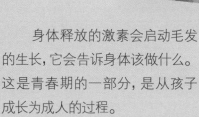

身体释放的激素会启动毛发的生长，它会告诉身体该做什么。这是青春期的一部分，是从孩子成长为成人的过程。

# 婴幼儿不会长雀斑

阳光会使皮肤变黑，变成古铜色。它也能让你长斑点，但前提是你本来就会长雀斑。

雀斑是遗传的，虽然晒太阳可能会使雀斑长得更多，但它们不是由阳光造成的。直到孩子长到七八岁才会出现雀斑。

很多人认为这是太阳晒伤的证据，但事实并非如此。

雀斑是皮肤上颜色稍深的斑点。阳光会增加皮肤里的黑色素，因此日晒后雀斑的颜色会加深。几乎所有肤色的人都可能长雀斑，但白色人种长雀斑最多见。

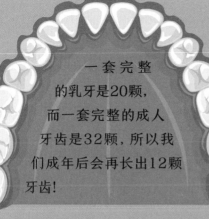

一套完整的乳牙是20颗，而一套完整的成人牙齿是32颗，所以我们成年后会再长出12颗牙齿！

# 我们长大后仍会**长出新的牙齿**

我们的嘴不会突然变大，因为要容纳12颗额外的成人牙齿，所以有些牙齿会长得很晚，甚至根本长不出来。

四颗最大的牙齿长在口腔后部。这四颗牙齿被称为智齿，因为通常要到我们老了，或者变得聪明了，它们才会长出来。但这并不意味着只有聪明人才会长智齿，愚蠢的人也会长智齿。

过度生长的牙齿 ＝智齿

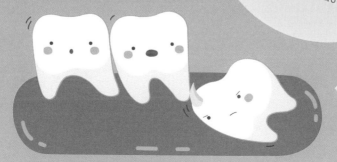

# 胎盘是唯一的临时器官

正在生长的胎儿通过一种专门的器官，即胎盘，附着在妈妈的子宫内部。胎儿通过脐带从胎盘获得营养和氧气。

当胚胎开始生长时，胎盘就开始生长，直到胎儿出生，胎盘就与胎儿一起被娩出母体。如果妈妈再生一个孩子，她就会再长出一个胎盘。

胎盘既属于妈妈，也属于胎儿。它源于胎儿细胞群的一部分。

# 刚出生的宝宝是黏糊糊的

宝宝在妈妈体内时躺在一个液体囊中，出生时被一层滑溜溜的蜡（即"胎脂"）覆盖着。你有没有注意到，如果在浴缸里泡太久，你的皮肤会起皱纹？而刚出生的宝宝可是在液体里泡了好几个月呢！在此期间，是胎脂保护了它脆弱的皮肤。

滑溜溜的胎脂还能帮助宝宝在出生时顺利通过妈妈的产道。

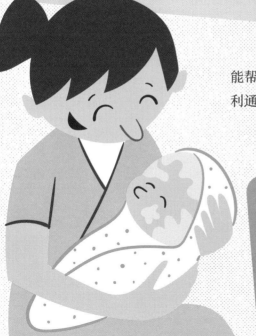

胎脂的主要成分是皮肤产生的油脂，混合了死皮细胞和脱落的毛发，即一种油、皮肤和毛发组成的糊状物。

# 我们生长的速度飞快

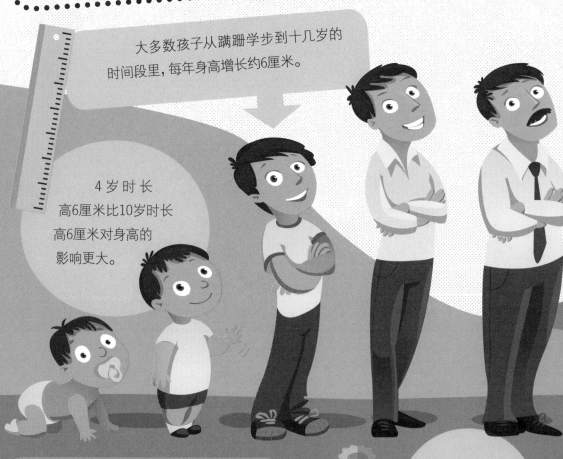

大多数孩子从蹒跚学步到十几岁的时间段里，每年身高增长约6厘米。

4岁时长高6厘米比10岁时长高6厘米对身高的影响更大。

但是我们不会一直这么快速地生长，生长的节奏是一阵一阵的。

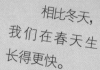

相比冬天，我们在春天生长得更快。

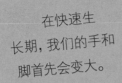
在快速生长期，我们的手和脚首先会变大。

突然长高会让我们变得笨手笨脚，因为大脑的发育还没有赶上身体的生长节奏。

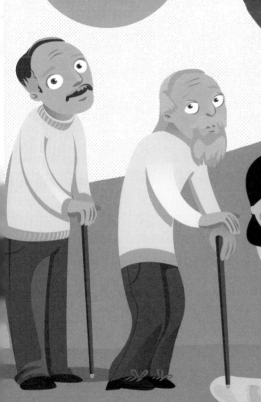
在快速生长期，我们会很容易感到饿。

有些孩子会先长个子再长体重，有些孩子则先长体重再长个子。

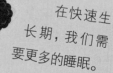
在快速生长期，我们需要更多的睡眠。

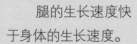
腿的生长速度快于身体的生长速度。

# 随着年龄的增长，我们的**身体柔韧性**会越来越**差**

儿童和青年人体质好，拥有灵活、有弹性的肌肉、肌腱和润滑良好的关节。但随着年龄的增长，肌肉和肌腱无法保持原状。我们关节里的润滑性液体，即关节液，会随着年龄的增长不断减少。

但并不是年龄的增长让我们的身体变得僵硬，而是僵硬的身体让我们觉得自己变老了！我们年轻的时候总是到处跑跑跳跳，充分调动身体的各项功能，而老年人一天大部分时间都坐着不动，要么在椅子上，要么在床上。我们还是应该保持活力，让自己感觉更年轻吧！

# 最后，我们的身体会停止生长……

珍妮·卡尔梅特

没有人可以永生，到最后所有人的生命都会消逝。世界上寿命最长的人活到了122岁。她叫珍妮·卡尔梅特，法国人。

因为组成我们身体的化学物质和构成其他动植物的化学物质相同，因此我们的身体很容易被循环利用。

日本人的平均寿命是80多岁，而且现在日本国内有200多万90多岁的人。他们长寿的秘诀是什么？研究人员说，这是因为他们主要吃深海鱼类、豆腐、蔬菜和米饭，很少吃含糖和含饱和脂肪酸的加工食品。

# 我们的大脑很贪婪

大脑只占我们体重的2%，但是它消耗的氧气占我们吸入氧气总量的1/5。同时，大脑消耗的能量占我们通过饮食获得能量的1/4。

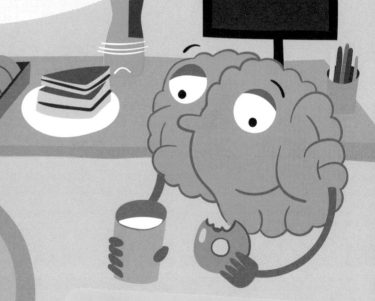

我们的身体中60%是水，而大脑中73%是水。也就是说，大脑所需的水超过了身体的其他器官。

但是，我们的大脑承担了很多工作，所以它需要这些供给来让我们的身体正常运转。

# 科学家可以监视我们的脑部活动

运用脑部扫描仪，科学家或医生可以看到我们大脑内部的样子。这种手段可以带来很多发现，比如探测大脑的生长，或者检查脑部受伤情况。

脑部扫描也能显示大脑的运转情况，是不是很神奇？科学家可以观察大脑的某一部分在做什么事。被观察者先是吸入无害的放射性氧气，然后开始进行阅读、做数学题或看图片等活动。这时科学家扫描大脑，观察有放射性氧气出现的地方，这就是大脑中在执行这项任务的区域。

# 吃核桃对大脑有益

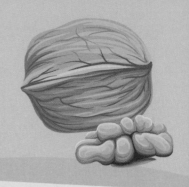

大脑的形态看起来有点像核桃，很久以前人们认为这种相似性意味着吃核桃对大脑有好处。他们相信上帝在自然界给人类留下了信息，长得像大脑的核桃就是其中一条线索，于是猜测吃核桃对大脑有好处。

巧合的是，这次人们的猜想是对的。和神秘的信息无关，吃核桃的确对大脑有好处。大脑需要一种特殊脂肪酸，而核桃是这种特殊脂肪酸含量最高的坚果。

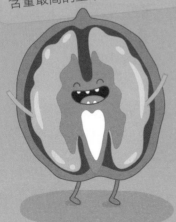

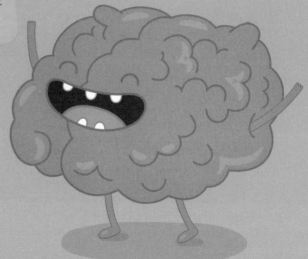

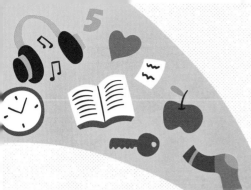

# 我们看到和听到的东西很多，但**记住**的很**少**

大量信息从我们的各种感官不断进入大脑，而大脑只会注意到重要的信息，然后保存起来。因此，对于大多数无关紧要的信息我们是转头就忘的。

你记得自己去年3月4日吃了什么早餐吗？应该不记得了吧。

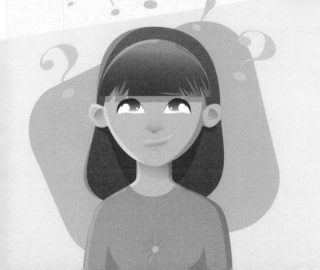

如果我们现在走进另一个房间，就不会记得刚刚离开的房间的细节了。我们可以利用自己的短期记忆记住一些信息，比如购物清单上的物品，但很快就会忘记。为了正确地记住事物，比如老师布置的作业，我们必须反复温习，这样它们才会进入大脑的特定位置长期储存起来。

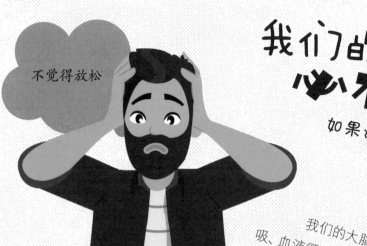

不觉得放松

# 我们的大脑是必不可少的

## 如果没有脑袋，我们会死。

我们的大脑发出指令，让身体进行呼吸、血液循环、消化食物等活动，因此我们的身体不能没有大脑。而没有了身体，我们的大脑一样无法生存，因为大脑需要身体吸入的氧气，向它输送含氧的血液。所以，脑袋和身体绝不能分家。

但有些动物只要有脑干和脊髓的基本部位，就可以在没有头部的情况下存活下来。在美国，一只名叫麦克的鸡被人砍了头，却没有死。事实上，它活了18个月，成了一只有名的"战斗鸡"。

麦克

# 我们都是神经兮兮的人

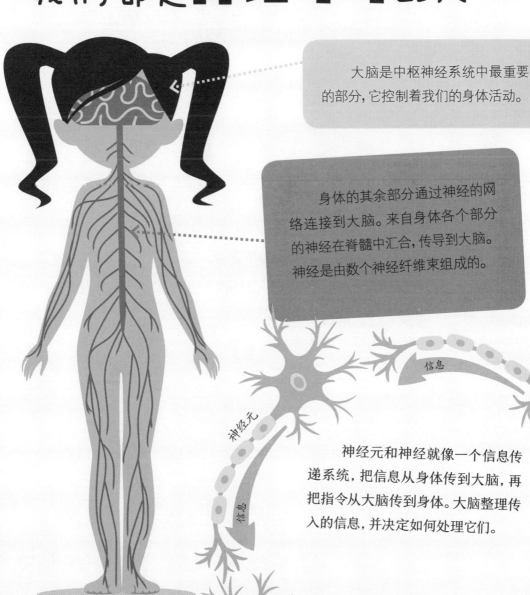

大脑是中枢神经系统中最重要的部分,它控制着我们的身体活动。

身体的其余部分通过神经的网络连接到大脑。来自身体各个部分的神经在脊髓中汇合,传导到大脑。神经是由数个神经纤维束组成的。

信息

神经元

信息

神经元和神经就像一个信息传递系统,把信息从身体传到大脑,再把指令从大脑传到身体。大脑整理传入的信息,并决定如何处理它们。

# 糖让我们的大脑释放快乐的化学物质

如今，大多数人摄入的糖分过量。美国人摄入的糖分是200年前的17倍，这导致了很多问题，比如心脏病、糖尿病和肥胖。但是大脑真的很喜欢糖，所以无法放弃它。

脑部扫描显示吃含糖零食的人的大脑中与快感相关的部分非常活跃。大脑产生一种叫作多巴胺的化学物质，这种物质会让人感到愉快。吃糖会产生大量的多巴胺，当多巴胺使我们感觉良好时，我们就会吃更多的糖，希望得到更多的快乐。

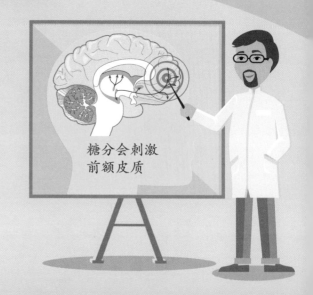

糖分会刺激前额皮质

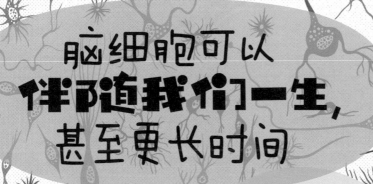

# 脑细胞可以伴随我们一生,甚至更长时间

我们生来就有很多脑细胞,并在成长的过程中不断增加。脑细胞的寿命很长,不会像其他细胞一样不断更新。我们出生时拥有的大部分脑细胞一直伴随我们到现在,而且还会继续伴随我们进入老年。

一项以大鼠和小鼠为对象的实验表明,脑细胞的寿命可能比我们的寿命还长。科学家将小鼠的脑细胞移植到大鼠体内,这些细胞存活的时间和大鼠的寿命一样长,也就是小鼠寿命的两倍。

# 视频会利用我们的**视觉迟钝**

我们看电影的时候，实际上看到的是一系列静止的图片一个接一个很快地展示出来。

电影利用的是大脑和眼睛的一种叫作"视觉迟钝"的特性。一个影像会在眼中停留约1/24秒，这意味着，如果我们看到的一系列图像变化得足够快，它们就会连接起来，看起来像是在移动。

买我！

一些广告商把单张图片放进一个序列中，并以不到1/24秒的时间展示它们。然而因播放时间太短，谁都不会注意到。所以，这些"潜意识广告"没有效果。

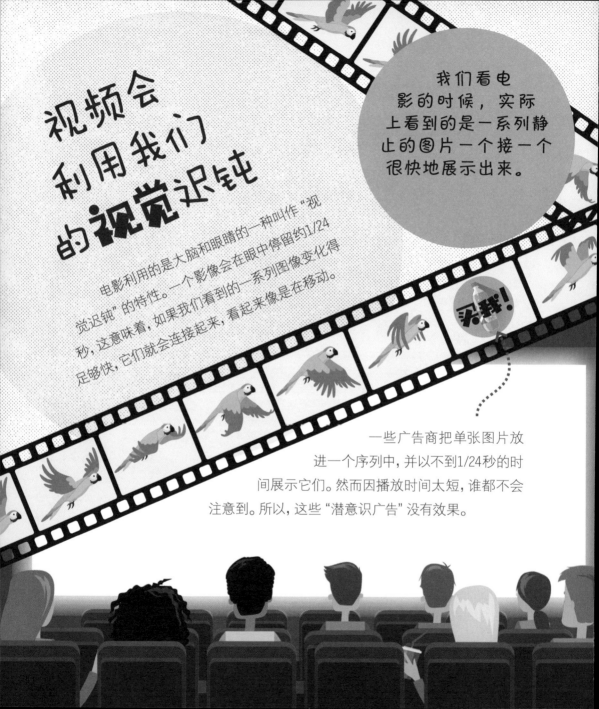

# 我们的大脑像豆腐一样

大脑看起来像一个表面有褶的团状物，有点像一堆肠子。它的质地像豆腐或牙膏一样，但不黏。

我们永远不会看到自己的大脑，它看起来有点像一个巨大的粉红色核桃，但质地更加湿软。科学家说大脑有灰质和白质，但因为有良好的血液供应，大脑的实际颜色偏粉。

像豆腐一样

# 大脑的**神话**

很多人相信这些，但事实并非如此

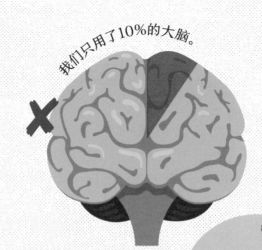

我们只用了10%的大脑。

有4种"学习风格"，每个人都有最擅长的一种风格。

一半大脑负责创造，另一半大脑负责逻辑。

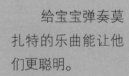

给宝宝弹奏莫扎特的乐曲能让他们更聪明。

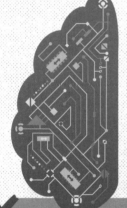
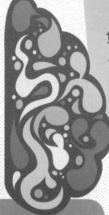

我们不是左脑型人格就是右脑型人格。

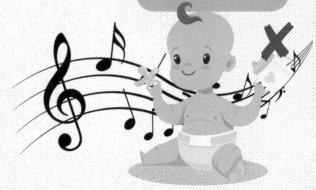

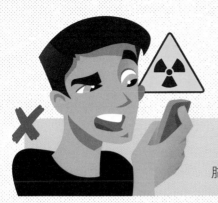

我挺好的啊。

手机辐射会杀死脑细胞。

哈哈，我看着像不快乐吗?

因为大脑的改变，每个人的少年阶段都很难熬。

和年轻人相比，老年人更容易感到不快乐。

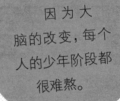

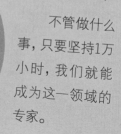

我们长大成人后就不会有新的脑细胞长出来了。

不管做什么事，只要坚持1万小时，我们就能成为这一领域的专家。

# 我们的 大脑缩小了

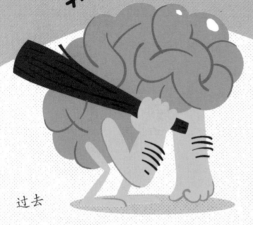

过去

你可能会认为，人类这么聪明都是因为有一个大脑袋，其实事情并不是那么简单。远古时期，我们的祖先拥有比我们现在更大的大脑。

在过去的5000年里，人类大脑的体积缩小了150立方厘米，相当于一小杯果汁的大小。

现在

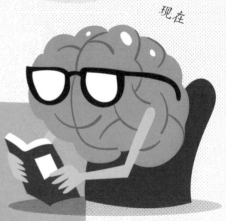

在古埃及人建造金字塔的时候，人类大脑的平均体积是1 350立方厘米，现在只有1 200立方厘米。

# 拥有大脑袋不代表聪明

大脑的聪明程度似乎与它表面的褶皱度有关，而不是与它的大小有关。不那么聪明的动物，比如老鼠，它的大脑表面更平滑。所以增加大脑的表面积比增加总体积更重要。

大脑大的人不一定比大脑小的人聪明。阿尔伯特·爱因斯坦是20世纪一位非常聪明的科学家，他的大脑就是正常大小。

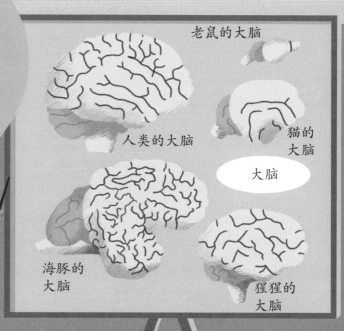

老鼠的大脑

人类的大脑

猫的大脑

大脑

海豚的大脑

猩猩的大脑

阿尔伯特·爱因斯坦

# 你的脑袋里除了大脑什么都没有

我们的头骨真的是被大脑塞得满满的。

我们的头骨是厚厚的骨头，保护脆弱的大脑顶部和四周。头骨的厚度大约7毫米，男性头骨比女性更厚。

我们的头骨里只能再挤进来一双眼睛，还有塞在下面的下巴和嘴。我们的下巴与头骨被一个像铰链一样的关节连接在一起。

# 有些人就是会
# 犹豫不决

有些人完全无法做出选择。他们大脑中处理决策的部分被各种可能性所淹没，无法判断某种选择的好坏。这种人被称为"意志缺失狂"。

选红色还是蓝色？踢足球还是打网球？去海滩还是爬山？吃比萨还是冰激凌？生活中充满了选择。

我们拥有的信息或选择越多，就越难做出决定。有时候，考虑一个决定会让人焦虑，甚至更加优柔寡断。大多数决定到最后都没那么重要。比如这次吃冰激凌，下次就吃比萨，所以选一个就行了。

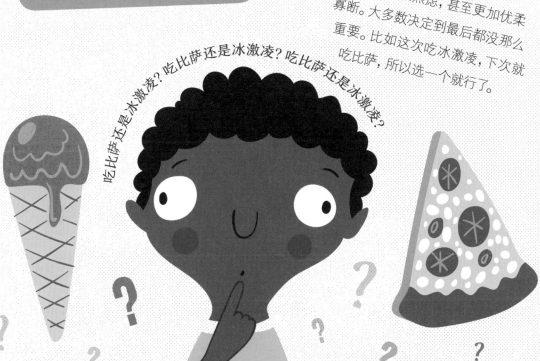

吃比萨还是冰激凌？吃比萨还是冰激凌？吃比萨还是冰激凌？

# 最早的脑部手术是
# 在脑袋上开个洞

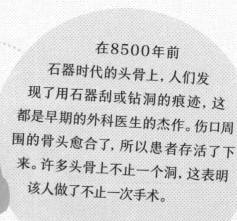

在8500年前石器时代的头骨上，人们发现了用石器刮或钻洞的痕迹，这都是早期的外科医生的杰作。伤口周围的骨头愈合了，所以患者存活了下来。许多头骨上不止一个洞，这表明该人做了不止一次手术。

没有人知道为什么要进行手术，我们猜测是为了减轻头部的压力。如果受伤导致大脑肿胀，现代神经外科医生也会做同样的事情，但用的工具不是石头。

# 我们的神经飞速传递

身体各部位的信息通过神经元在脊髓和大脑之间传递。

一些信息传播得非常快，时速高达432千米！它以每秒120米的速度传递，所以即使是从最远的脚趾到大脑，神经冲动的传递也只是转瞬间的事。

并不是所有神经信号传递的速度都是一样的，有些信号的传递速度要慢得多，这取决于信息的紧急程度。神经信号会以超快的速度传递使人们控制手部远离伤害，但要发现自己手部受伤则需要一小会儿的信息传递时间。疼痛信号以每秒60厘米的速度传播。

较慢的信息

"哎哟！"

感觉神经元

疼痛

信息信号

运动神经元

脊髓

较快的信息

反应

# 我们的大脑的表面积足够做枕套了

通过起皱的表面，我们的大脑把很多区域压缩到一个很小的体积里。

如果我们能把一个成年人的大脑从他的头部取出来，并将其平摊开来，摆成长方形，它的面积是1 500~2 000平方厘米，足够做个枕套了。当然谁也不想要这样的枕套……

我们的大脑外部是灰色的，内部是白色的。大脑的表面遍布大脑灰质，这也是所有复杂思维产生的地方。这一层下面基本上是白色的。所以做成枕套的话，应该是灰色的。

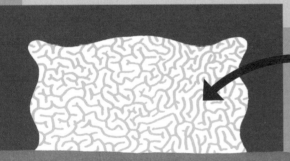

# 我们需要2700多年的时间才能数清楚脑细胞的数量

我们的大脑中有860亿个神经细胞。即使一秒钟数一次，而且不中断，也要花很长的时间才能数完。

87 548 239 032 992!

神经细胞是相互连接的，每一个细胞都可以连接许多其他细胞。我们的860亿个神经细胞管理着它们之间超过100万亿的连接，也就是100 000 000 000 000个，比银河系中恒星的数量还要多200多倍。

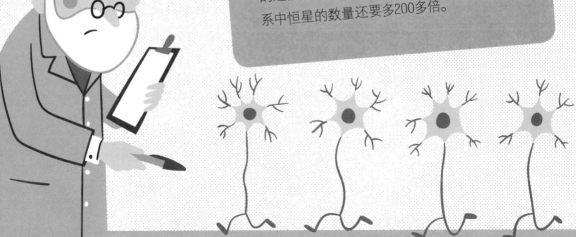

# 当我们感觉痛苦时，**疼痛**会**加剧**

我们的情绪会影响我们看待其他事物的方式。当我们情绪低落时，更有可能吃不健康的食物（你有没有吃巧克力让自己振作起来的经历？）。如果感觉身体哪里疼痛，那么，疼痛也会加剧。

人在感到痛苦时也不那么富有同情心了。如果我们在心情低落时看到别人受伤，就不会像心情愉快时那样表现出同情心。所以，如果我们心情不好或者受伤了，就要和快乐的人在一起，以获得更多的关心！痛苦的时候也是看恐怖故事的最佳时机，因为那时的我们不会那么关心故事里的角色，所以不那么害怕。

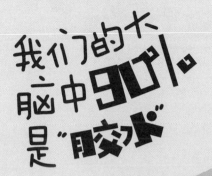

# 我们的大脑中90%是"胶水"

这种"胶水"不是真的胶水，而是不进行思考和其他大脑活动，专门将其他细胞黏合在一起的细胞。

"黏合在一起的细胞"被称为"胶质细胞"。它们不仅把其他细胞团结在一起，还提供服务和支持网络，将氧气和其他好东西传递给工作的脑细胞，将它们一块块隔离开来，并除去死去的细胞碎片。它们不能像那些创造智慧的细胞那样，让我们看上去像天才，但它们的工作是必不可少的。

神经胶质细胞

大脑细胞

# 每个部分在做什么？

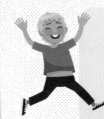

大脑的
不同部位做
不同的事

大脑额叶：跑步
和跳跃时，进行运动
控制的是我们大脑顶
端的前部。

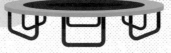

额叶

大脑运转的部位主
要在表层。在大脑表层下
面，神经元相互连接，传
递信息。

遇到什么难题
了吗？大脑的前部
负责思考问题。

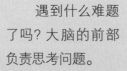

演说

听觉

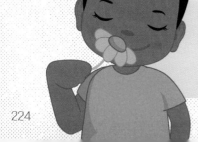

大脑处理气味的部分就
在我们的鼻子后面。嗅觉是与
大脑直接相连的唯一感觉。

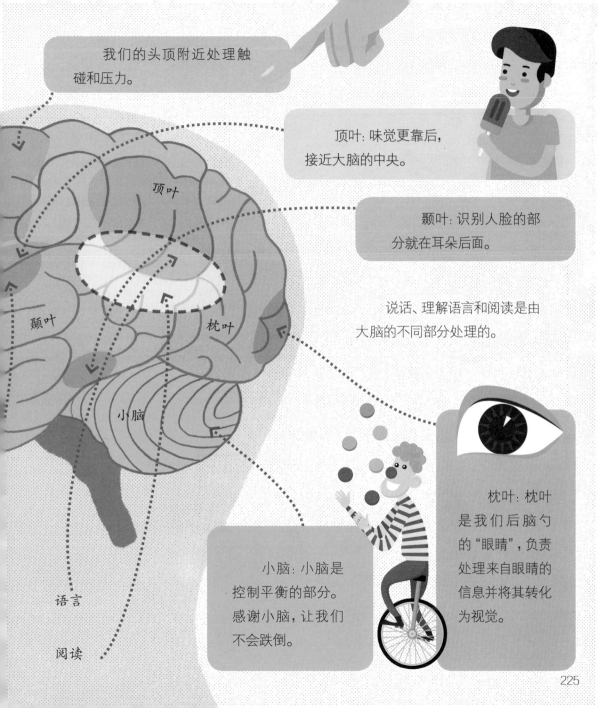

我们的头顶附近处理触碰和压力。

顶叶: 味觉更靠后, 接近大脑的中央。

颞叶: 识别人脸的部分就在耳朵后面。

说话、理解语言和阅读是由大脑的不同部分处理的。

顶叶

颞叶

枕叶

小脑

语言

阅读

小脑: 小脑是控制平衡的部分。感谢小脑, 让我们不会跌倒。

枕叶: 枕叶是我们后脑勺的"眼睛", 负责处理来自眼睛的信息并将其转化为视觉。

# 脑细胞看上去像一棵树

脑细胞通过相互连接来完成工作。每一个细胞末端都有很多分支，因此它们看起来像树一样。

脑细胞有很多不同的类型和形状。有些看起来很像树，另一些看起来更像缠结的海星。树枝的部分，叫作"树突"，距离其他神经细胞很近，只留下一个很小的间隙。神经信号可以跳过这些间隙，就像松鼠从一棵树跳到另一棵树。

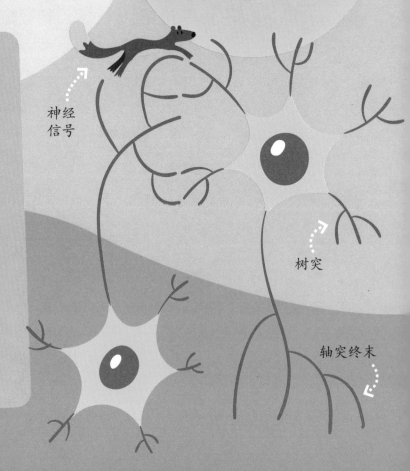

神经信号

树突

轴突终末

# 我们的思想在脑海里或者心里

如今，我们相信思想是大脑的产物，所以思想存在的某个地方，一定是大脑。

但过去人们并不这样认为。古埃及人和希腊人相信所有的思想和感觉都发生在心里。我们有时仍然会说，"心里记住了什么"。这一点不无道理，比如"心碎"的人通常会感到胸口有一阵阵的疼痛。

在美索不达米亚（古伊拉克），人们相信智慧存在于心中。

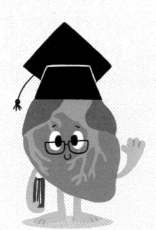

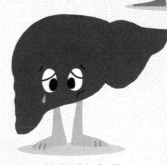

思想和感觉存在于肝脏里……

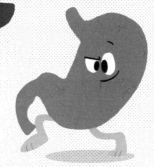

"狡猾"存在于胃里。

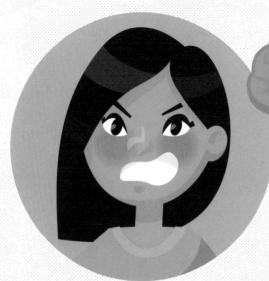

一些科学家认为，我们的大脑是从身体中提取出感觉的。

如果大脑注意到我们在微笑，它就会让我们感到快乐；如果大脑注意到我们在皱眉，它会让我们变得暴躁。

# 可能是微笑让我们快乐，而不是快乐让我们微笑

更重要的是，有些事会让我们一开始就微笑或者皱起眉头，但有时我们可以让自己振作起来。如果只是有点闷闷不乐，我们可以强迫自己微笑，以此骗过我们的大脑，会让自己感觉好一些。

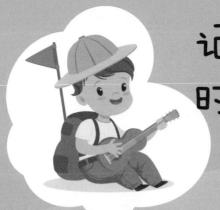

# 记忆的持续 时间是**没有 限制**的

没有人确切地知道记忆是如何被储存在大脑中并被恢复的，但即使是垂暮之年的老人也能记住他们童年时发生的事情，因为记忆不会消失，也不会被改写。

如果发生的是非常重要的事情，我们就更有可能记住当时的细节，因为大脑储存了整个经历。例如，我们遇到了一场事故，那么可能几年后我们还会记得当时穿的衣服，尽管这对事故本身并没有什么重要意义。

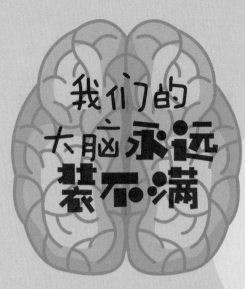

# 我们的大脑永远装不满

3.14159265358979

我们能学到的东西和记住的东西似乎是无穷无尽的。有人认为大脑的存储空间相当于1万个藏书为1 000万册的图书馆。

赵禄

我们通过在脑细胞之间建立联系来学习和记忆，每个脑细胞可以建立成千上万的连接，还可以根据需要增加更多的连接，所以真的没有限制。

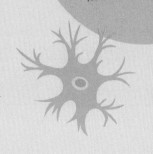

有些人用惊人的记忆力来训练自己：这只需要不断的练习。一位名叫赵禄的人可以不间断地按正确的顺序背诵67 980个数字；另外，在规定时间内记忆10副52张牌的顺序也是一项标准的竞赛测试。

# 有些人不认可自己的身体

患有身体功能障碍的人不承认他们的身体部位都是他们自己的。他们可能会认为一条手臂或一条腿不属于他们。在极端情况下，他们甚至可能要求医生切断它。（医生一般不会这么做。）

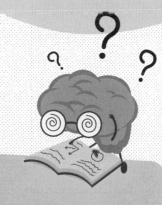

问题在于他们的大脑，而不是手臂或腿。大脑储存了一张身体地图，并且知道每个身体部位的位置。但如果出了差错，比如把一条手臂或一条腿从大脑的地图上漏掉了，大脑就会拒绝这一肢体。

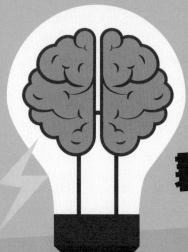

# 我们的大脑消耗的能量和一个低能耗的灯泡差不多

虽然大脑消耗了我们整个身体1/5的能量，但其实并不多。对于成年人来说，这个能量相当于10~20瓦，可以点亮一个低能耗的灯泡。

为了给大脑提供能量，我们只需要获得1 050~1 260千焦（250~300千卡）的能量，也就是两个香蕉提供的能量。

运转一台能和大脑功能相媲美的电脑需要约1 000万瓦特的能量。这相当于一个小型发电站的发电量，或者相当于尼亚加拉瀑布发电量的两倍。

尼亚加拉瀑布

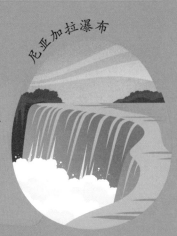

# 古埃及人认为大脑是无用的

古埃及人将死者制成木乃伊时，会取出所有重要的身体器官，并将它们保存在特殊的罐子里。然后他们用稻草填满尸体，添加化学物质来保存尸体，并用绷带包裹起来。

但重要的器官并不包括大脑。当时的人们根本不了解大脑的功能，认为大脑与心脏或胃等其他器官没有明显的联系，所以不知道大脑很有用。

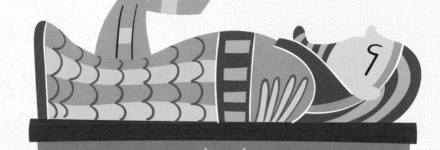

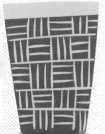

装器官的罐子

# 我们的大脑做出选择，然后告诉意识做出了什么决定

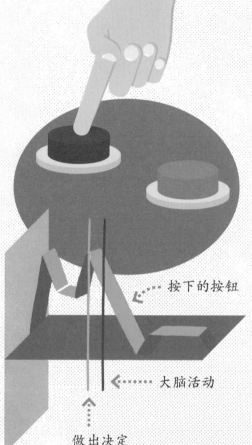

按下的按钮

大脑活动

做出决定

你可能会认为，当你做出选择时，你是知道自己在做什么的。但对大脑的研究表明，我们的大脑首先做出选择，然后让你的意识认为它已经做到了。科学家要求受试者按下两个按钮中的一个，然后扫描他们的大脑。扫描仪显示，在人们认为他们选择了一个选项之前，他们的大脑就已经对这个选择产生了反应。

这并不意味着我们不能做出自己的选择。毕竟，大脑中无意识的部分仍然是我们自己的。

# 刺入脑袋的金属棒

## 不一定会要我们的命,

### 但还是不要尝试

一个叫菲尼亚斯·盖奇的人在北美的铁路工地上工作时遭受了一场可怕的事故。1848年,一次爆炸将一根长长的金属棒直接刺入他的头部。这根棒子长1.1米,直径3厘米。金属棒从下巴上方进入他的头骨,并刺穿头顶,落在25米外。

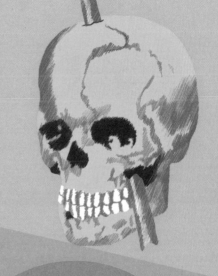

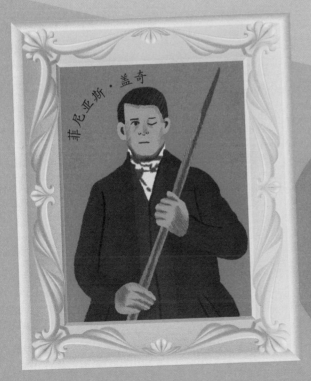

菲尼亚斯·盖奇

令人惊讶的是,在朋友们带他去医院的路上,他竟然坐在车里侃侃而谈,好像没有受伤一样。后来他痊愈了,开始四处走动,向人们展示那根在他头上穿了个洞的铁棒。但这次事故后他的性格发生了变化,变得难以相处了。

了解
大脑

我们的大脑有左右两个部分，叫作大脑半球，它们是彼此的镜像。

为了正常运作，我们的两个大脑半球需要交流。但如果它们无法交流，我们也不会死，只是生活中有些事情处理起来会变得困难。

大脑中处理痛感的部分位于正中间。

重要的思考工作发生在大脑的前部。

我们的大脑被一层厚厚的组织包围着，这些组织排列在头骨的内部。

身体自主完成的任务是由大脑后部来处理的。

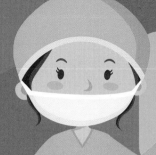

大脑没有任何感觉疼痛的神经——医生可以给醒着的人做脑部手术。

每个脑细胞可以与15000个其他脑细胞连接。

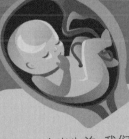

在出生前，我们的神经元数量是自身所需要的两倍，后来多余的部分被我们处理掉了。

吃鱼对大脑有好处，但是不要吃油炸的鱼。

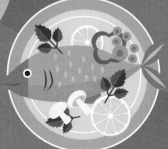

神经元

我们出生时有一整套神经元，每一个神经元都随着我们的成长而变大。

# 你和好朋友眼里的"红色"可能不一样

红光、绿光、蓝光和黄光在物理上是不同的，但究竟看到了什么取决于我们的大脑对光线信息的处理。

光和无线电波是同一种能量，但我们看不到无线电波。我们的大脑从进入眼睛的光线中产生图像。但是我们无法确定自己眼中的图像和其他人眼中的图像是否一样。很可能不一样，但谁也说不清。我们可以一致认为所有红色的物体都有这种被称为"红色"的色调，但我们无法具体描述，只能给出红色物体的例子。

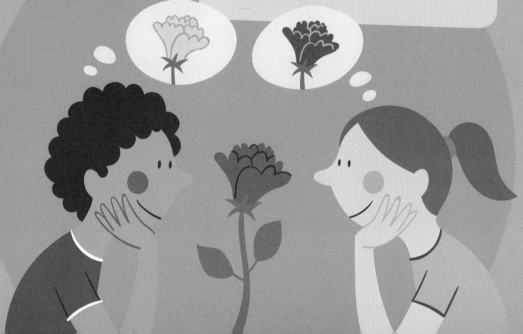

# 感到饿
## 会减轻疼痛感

疼痛有助于提醒我们的身体注意危险:当我们把手放在尖锐的或烫的物体上时,疼痛会让我们挪开手。但是慢性疼痛,特别是在受伤或生病后持续很长时间的疼痛,就没有那么明显的痛感了。如果我们已经断了胳膊或拉伤了肌肉,那就无能为力了。此时疼痛不仅没有帮助,还会阻止我们做一些重要的事情,比如找食物。

我们的大脑会优先考虑重要的事情,而不是不那么重要的事情。所以在我们感到饿的时候,疼痛就会减轻。

但突然被黄蜂蜇一下会分散饥饿感。

239

# 冰激凌会导致 "大脑冻结"

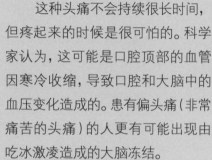

你有没有在吃完冰激凌后感到头痛？

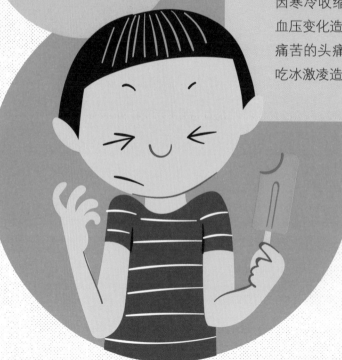

这种头痛不会持续很长时间，但疼起来的时候是很可怕的。科学家认为，这可能是口腔顶部的血管因寒冷收缩，导致口腔和大脑中的血压变化造成的。患有偏头痛（非常痛苦的头痛）的人更有可能出现由吃冰激凌造成的大脑冻结。

但我们不需要放弃冰激凌！只要慢慢吃，在嘴里多含一会儿，就不会感觉明显的头痛了。

# 神经在进入大脑时

## 是交叉的

听起来好像很混乱，但这解释了为什么我们的右脑控制的是左边身体，而左脑控制的是右边身体。

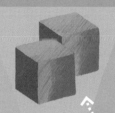

大脑结合两只眼睛看到的信息

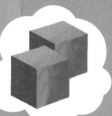

左眼看到的信息

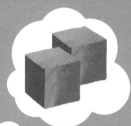

右眼看到的信息

神经交叉

有时候，大脑必须把这些信息放在一起，我们不能用左眼和右眼分开看，也不能用两只耳朵分开听。大脑将它们结合起来，给我们立体的视觉和听觉。因为我们有两只眼睛，可以看到稍微不同的景色，所以大脑可以分辨出三维视觉和透视。

# 止痛药作用于
# 神经细胞的间隙

**停下!**

身体周围和大脑内部的神经细胞之间有微小的间隙，神经电信号必须跳跃跨过这些间隙才能完成传导。强力止痛药可以介入阻止信息通过。

神经细胞

疼痛信号

有的止痛药会从一开始就阻止我们的身体释放启动疼痛信号的化学物质。

如果我们割破了手指，相关信号就会从手指传到脊髓，然后传到大脑。不同的药物可以在不同的时间点阻断这种疼痛信号。

# 止痛药并不知道我们哪里痛

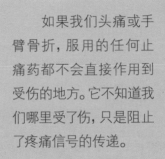

如果我们头痛或手臂骨折，服用的任何止痛药都不会直接作用到受伤的地方。它不知道我们哪里受了伤，只是阻止了疼痛信号的传递。

我们可能会注意到，如果用止痛药来缓解头痛，身体里的其他一些疼痛也会缓解。这证明了止痛药并不只在一个地方有效。

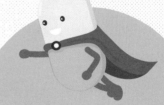

不过，有些药物对不同类型的疼痛有更好的治疗效果，药力更强劲。

# 我们看到的都是自己想看到的

如果我们专注于某一件事，可能就不会注意到其他一些非常重要或不寻常的事情。比如我们听过这样的故事：士兵们全身心投入一场战斗，却没有注意到自己失去了一只胳膊或一条腿！

一项著名的实验要求人们观看两支球队打篮球的视频，并计算穿白色球服的运动员传球的次数。在比赛进行到一半时，一只大猩猩走到赛场中间，拍了拍胸部，然后离开了。结果大多数观众都没有注意到这只大猩猩，因为他们都在集中精力寻找白色球服和计数。

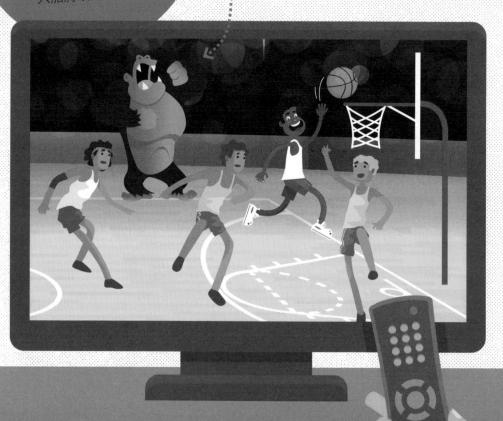

# 大脑的两个半球可以**单独运作**

如果大脑的两个半球之间的连接被切断，人们仍然可以过上健康的生活，但处理有些事情会变得困难，因为他们不能做需要这两个半球共同协调处理的事情，有时不同的半球还会尝试做不同的事情。

大脑中处理语言的部分位于大脑的左侧。对于一个大脑两部分分开的人来说，只让他们的左眼看到信息时，信息就会传到大脑右侧，他们无法说出自己看到了什么。

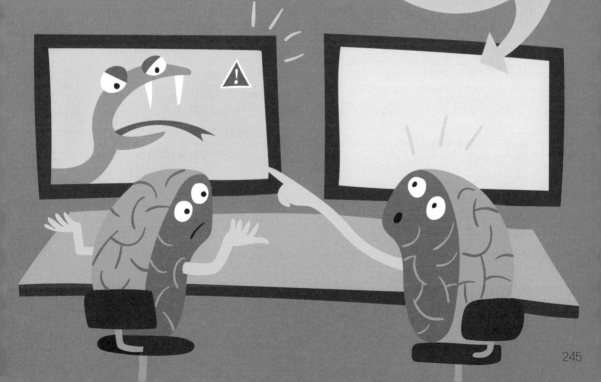

# 我们的大脑控制着
# 很多我们想不到的事

我们的神经系统分为中枢神经系统和周围神经系统两部分，其中周围神经系统包括自主神经系统(ANS)。它处理我们无意识做的事情，比如消化食物和呼吸。它有两个重要的工作领域："战斗或逃跑"和"休息与消化"。

"战斗或逃跑"让我们做好处理紧急情况的准备，这样我们就可以想好怎么做。这可以提高我们的心率，减缓消化，让我们做好行动的准备。

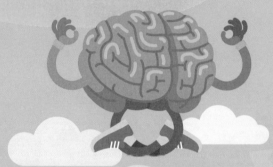

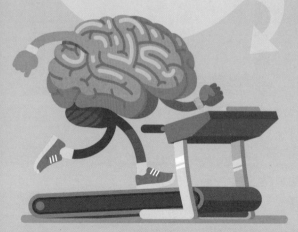

"休息与消化"让我们可以继续进行日常活动：正常地呼吸、吞咽和消化、血液循环、把目光集中在自己想看的东西上等。

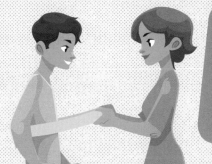

# 我们的大脑
# 适应性很强

如果部分大脑受损无法工作，那么，其他部分通常可以接管它以前执行的任务。

这意味着如果一个人有脑损伤，他可能会失去走路或说话的能力。但他可以重新学习这些能力，也就是让大脑的其他部分来处理这些事。

如果我们经常用大脑的某一部分做一项特殊的事情，它会变得更大。但是大脑只有固定的空间，所以其他部分会变小。比如，对于很擅长演奏乐器的人来说，他们在其他方面可能就不那么擅长了。

# 了解
# 神经元

神经元大小不同，形态各异，各司其职。

学习新知识需要的是连接神经元，而不是制造更多的神经元。

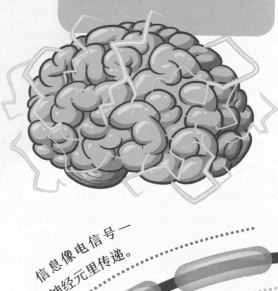

信息像电信号一样在神经元里传递。

大多数神经元都有一层绝缘层，就像电线外面有塑料绝缘层一样。

轴突

神经信号在绝缘的神经元中传递的速度最快。

轴突终末

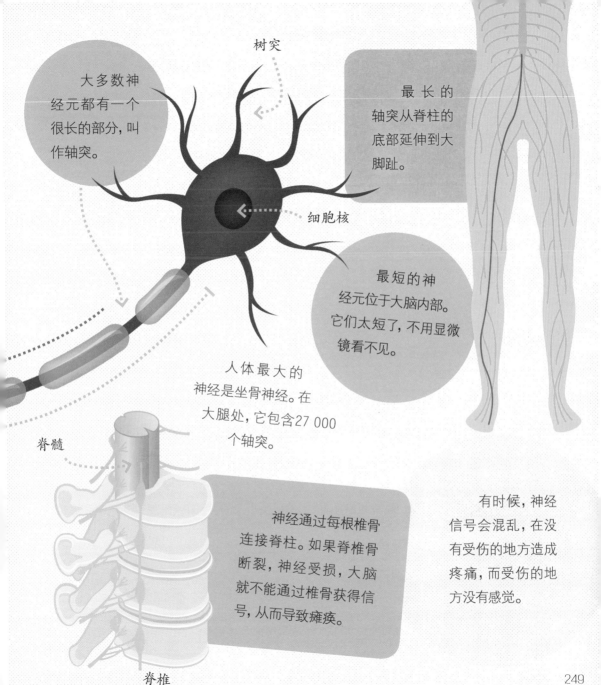

树突

大多数神经元都有一个很长的部分，叫作轴突。

最长的轴突从脊柱的底部延伸到大脚趾。

细胞核

最短的神经元位于大脑内部。它们太短了，不用显微镜看不见。

人体最大的神经是坐骨神经。在大腿处，它包含27 000个轴突。

脊髓

神经通过每根椎骨连接脊柱。如果脊椎骨断裂，神经受损，大脑就不能通过椎骨获得信号，从而导致瘫痪。

有时候，神经信号会混乱，在没有受伤的地方造成疼痛，而受伤的地方没有感觉。

脊椎

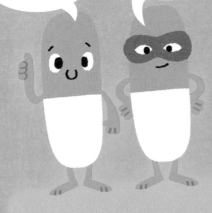

我是真的！

我是假的！

# 无效的药物会**欺骗**你的大脑

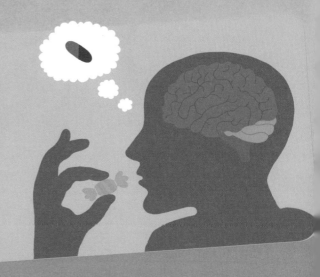

有时候，患者服用无效的药物也会好起来。他们的大脑认为自己正在服药，并希望能好起来——他们确实是这样做的。没有真正医学成分的药物被称为"安慰剂"，它们仅靠心理暗示起作用。

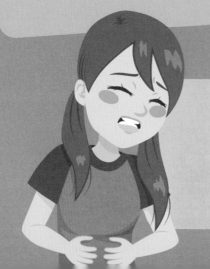

反之亦然。那些相信自己服用了毒药的人会变得非常虚弱，即使他们服用的药是完全无害的。这就是所谓的"反安慰剂效应"。这或许可以解释为什么人们认为自己被诅咒后就会真的生病。

# 似曾相识的感觉

如果我们去一个新的地方，或者有一次新的经历，但感觉它很熟悉，好像经历过一样，这就是"既视感"，也就是似曾相识的感觉。有些人认为这是他们曾经做过的梦，实际上只是大脑搞糊涂了。

大脑并没有体验到全新的事物，而是出于某种原因将正在发生的事情解释为一种记忆。这种体验通常相当模糊，我们有熟悉的感觉，但无法预测接下来会发生什么。因为这并不是真实的记忆，只是一种混乱的错觉。

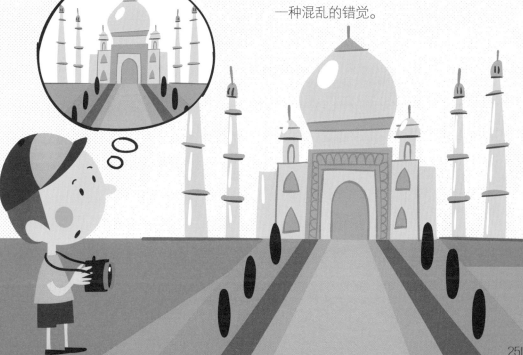

# 我们无法时刻控制自己

我们的身体属于自己，所以我们认为自己能完全控制它。实际上，身体经常会做出我们自己都没有意识到的事。

有时候，我们的身体会做出自我保护的行为。一只虫子快要飞进眼睛里时，我们会不由自主地闭上眼睛。身体在我们花时间思考之前就做出了保护眼睛的行为，这是一种条件反射。

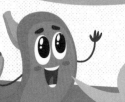

像往常一样，我们能搞定！

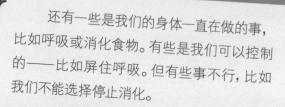

还有一些是我们的身体一直在做的事，比如呼吸或消化食物。有些是我们可以控制的——比如屏住呼吸。但有些事不行，比如我们不能选择停止消化。

# 走路时摆动手臂可以省力

听起来有点不可思议，实际上一边走路一边摆动手臂不仅不会消耗更多能量，还会省力。

当我们向前移动右腿时，左臂向前摆动，反之亦然，这意味着我们的身体就像一个钟摆。运动是平衡的，手臂的运动有助于腿部的运动。我们脚着地时的力量，可以使我们的身体不会扭曲并保持平衡。

像钟摆的牛顿摆球。

科学家发现，让人们在保持手臂不动的情况下走路会多消耗12%的能量。而要求人们同手同脚走路的话，会多消耗26%的能量！

# 有的人到了冬天想冬眠

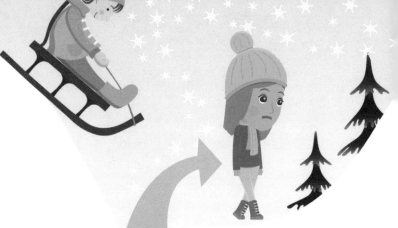

在季节分明的地带生活的动物，通常到了冬季就不那么活跃了，有些动物会一觉睡到春天（冬眠）。

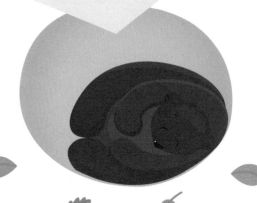

在季节差异很大的地区，有些人到了冬天就会乏力，甚至感到很痛苦。这种痛苦甚至有个名字叫季节性情绪紊乱（SAD）。我们的非洲祖先不需要冬眠，然而今天，对于很多没有生活在赤道附近的人来说，冬天还是会犯困。

# 打嗝是因为
# 呼吸出问题了

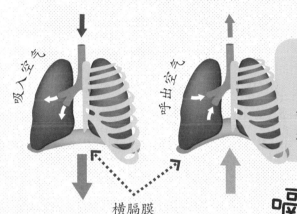

吸入空气

呼出空气

横膈膜

我们的胸腔下面有一段膜状肌肉叫作横膈膜。在我们吸气和呼气时，它会不断放松和挤压我们的肺，这就是横膈膜的作用。

嗝！

嗝！

但人在打嗝的时候，肌肉会突然痉挛，像抽搐一样快速运动。我们会大口大口地吸气，而不是平稳地呼吸。

我们的声带在快速吸入空气后又重新合在一起，就会发出"嗝"的声音。

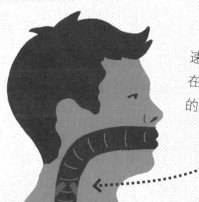

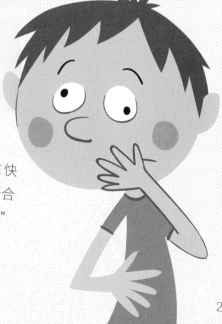

# 肚子里七上八下的感觉是一种自我保护

当我们感到害怕或焦虑的时候，肚子里有没有一种七上八下的感觉？就好像有"蝴蝶"在肚子里飞舞。

这种感觉表明我们的身体在为紧急情况做准备。对于我们的祖先来说，紧急情况可能是有凶猛的动物出没。这时大脑提醒我们不要再想着吃东西了，而是要做好逃跑的准备。如果我们在学校音乐会表演或考试时出现这种"紧急情况"，那就不太妙了。

如果感到极度害怕，我们甚至会生病。这个时候，我们的大脑已经认定食物是一种讨厌的东西，所以想把食物吐出来，避免在消化食物时浪费能量。

# 屏住呼吸对人体无害

## 你最长能闭气多久?

大多数人最多能闭气几分钟,然后就觉得自己要爆炸了。

事实上,我们是不会爆炸的,也不会因为屏住呼吸而伤到自己,因为身体不会允许我们这么做。只要有空气可以呼吸,我们就做不到一直憋下去。

如果我们屏住呼吸太久,导致失去知觉,身体就会利用这个空当,让我们自动重新开始呼吸。

# 有些声音完全是存在于我们的脑海中的

耳鸣指的是听到实际上不存在的声音。耳鸣的人可能会听到铃声、嘶嘶声或者嗡嗡声，就好像有只黄蜂卡在头发里。如果去了一个很吵的地方，比如摇滚音乐会，就会产生这种情况。外界的噪声停止后，大脑还是会捕获到从耳朵传导出的神经信号，制造出声音。

有些人甚至可以听到自己的眼球在眼窝里转动的声音，还有一些身体里的其他声音。这种情况不是耳鸣，但如果耳骨上有个洞就会发生。据说这些人听到的是刮砂纸一样的声音。

# 哭泣的时候会流鼻涕

你有没有注意过，自己难过或哭泣的时候会流鼻涕？这种从鼻腔里流出来的液体也是我们的眼泪。

我们都知道，眼泪是从眼睛里流出来的。它们从眼皮下的腺体渗出来，自眼睛表面流过，然后滴落到我们的脸颊上。但不是所有的眼泪都从这个路径流出来。

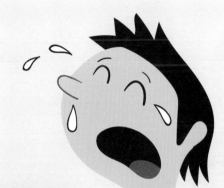

有些眼泪会流经鼻子后面的通道，和鼻子里的黏液混合在一起，就变成鼻涕流出来了。

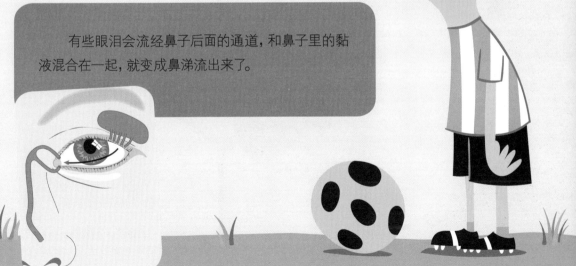

# 冒险是一件**很有趣**的事

你可能会觉得做危险的事情很可怕，因为很可能受伤甚至没命。但事实上，很多人喜欢做冒险的事，比如跳伞、登山。

科学家认为这是一种很有趣的现象，人们喜欢做有危险性的事，因为这样可以让我们脱颖而出，更容易吸引伴侣的目光。但是谁想要一个从山上摔下来或者在一场赛车比赛中撞破脑袋的伴侣呢？实际上我们想表达的是："我很健康、有活力，我甚至能做这样危险的事，而且不会受伤。"这就意味着我们属于能力拔尖的一群人……

# 我们不会注意到自己眨眼了

我们每分钟会眨眼几次，每次大约需要1/10秒。因此，我们观察世界的体验就像在闪光灯下看到的那样，时不时地闪现出画面。

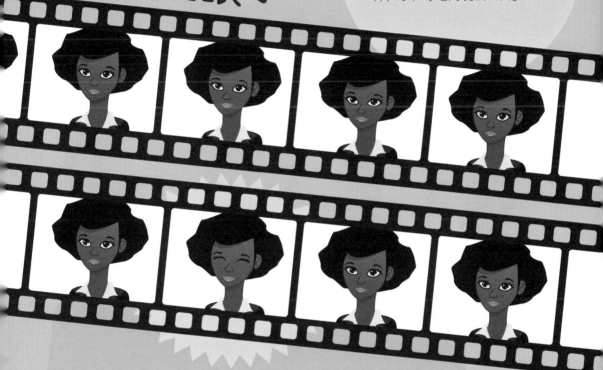

幸运的是，大脑会剔除我们闭眼时看到的一片漆黑的画面，所以我们不会注意到自己经常闭上眼睛。如果真的注意到了，那也太烦人了。而且眨眼的速度非常快，以至于我们不会错过任何重要的画面，除非那真的是转瞬即逝的画面。

# 我们如何度过自己的一生

吃饭会用掉4.5年的时间。

如果我们活到80岁，那么有9550天的时间在睡觉，耗时26年多一点。

还会花掉约7年的时间等待入睡，或者醒着躺在床上。

11年左右的时间花在工作之余眼盯在屏幕(包括电视和手机)上。

如果我们全职工作45年，将在工作上花费9.5~10年的时间。

有2~3年的时间是假期。

有92天的时间是在厕所里度过的。

对大多数人来说，一生中只有一年零四个月的时间在锻炼。

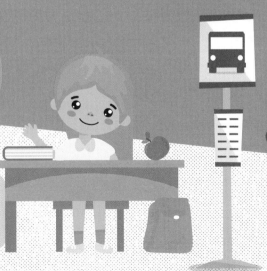

等火车或公共汽车花去了27天的时间。

和朋友聚会、外出社交的时间只有一年多一点儿。

真正在课堂上的时间只有22个月！

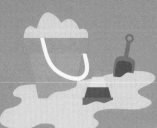

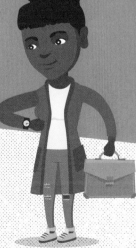

# 我们有时候会尝到自己打嗝的味道

## 也就是人们说的食物"返上来了"。

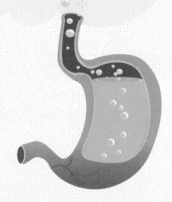

食物在胃里分解时，气体会从胃里出来。气体首先钻到正在胃里消化的食物上方，然后上升到喉咙，最后通过打嗝从嘴里跑了出来。

如果某种食物的味道来自需要很长时间才能分解的化学物质，那么这种化学物质的微小颗粒会随着打嗝一起被带出来。打嗝产生的气体第二次经过我们的味蕾，相当于我们再次品尝了这种食物。

我们很难长时间集中注意力于某一件事上，尤其是这件事很无聊的时候。过了一段时间，我们就会走神想别的事情。这种"神游"的状态加起来占我们整个人生1/10以上的时间。但这是一种健康的状态，可以激发我们的创造力。

我们大约有13%的时间在**走神**

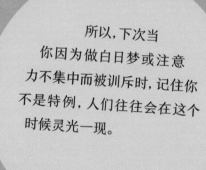

所以，下次当你因为做白日梦或注意力不集中而被训斥时，记住你不是特例，人们往往会在这个时候灵光一现。

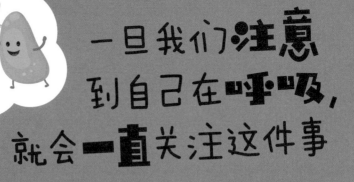

# 一旦我们**注意**到自己在**呼吸**，就会**一直**关注这件事

你有没有注意到，一旦想到自己的呼吸，就很难不去关注它？

我们一开始认为自己可以做到不去关注呼吸这件事。分心的时候，我们的确会忘记这件事，但一回神，我们还是会继续关注。

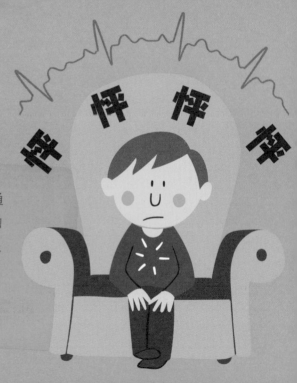

我们不太可能注意到自己的心跳，通常只会注意到它是否比平时跳得快，比如在我们快跑时。但有时候我们在某种情况下注意到自己的心跳，然后就很难忽视它了。与呼吸不同的是，我们无法主动控制心跳。

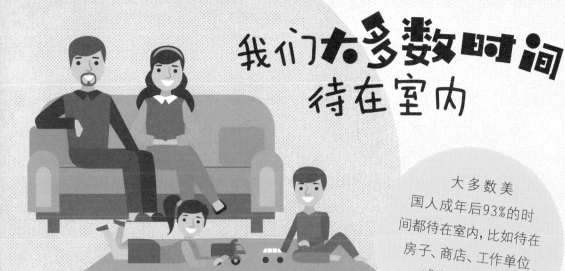

# 我们**大多数时间**
## 待在室内

大多数美国人成年后93%的时间都待在室内,比如待在房子、商店、工作单位或汽车里。

这样他们就只剩7%的时间在外面了。而在其他国家,人们待在户外的时间更多,因为和美国人比起来,他们步行或骑车的频率更高。但对大多数人来说,绝大部分时间是在室内度过的。

户外活动对我们有很多好处:我们可以呼吸新鲜的空气、沐浴阳光或者尽情远眺。在室内,我们的眼睛无法看到很远的地方。在外面就可以远眺,放松眼睛。

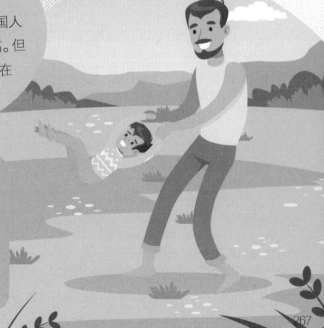

# 强烈的阳光会让有些人打喷嚏

不是所有人都会这样，这种情况只发生在大约1/4的人身上。

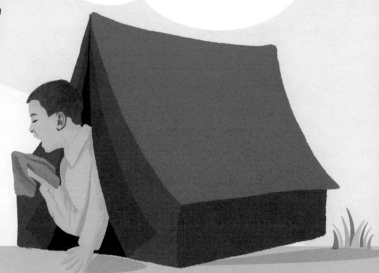

在强光下打喷嚏是因为神经有点敏感。有些人对光非常敏感，视觉神经发出的信号会干扰控制打喷嚏的神经，也就是两路神经交叉了。

从事这方面研究的科学家认为这种现象很正常。他们把这种光敏（或"光性"）打喷嚏称为"光喷嚏反射"，简称"ACHOO"。

# 大多数人惯用右手和右脚

对于99%的人来说，左、右两只手中有一只是惯用手——要么是右撇子，要么是左撇子。只有1%的人是双手灵巧的，他们可以用任何一只手。右撇子多于左撇子，大约90%的人是右撇子。

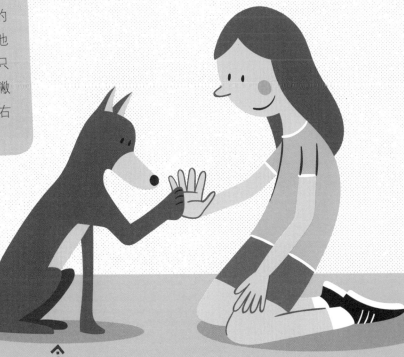

很多动物也有"惯用手"，比如喜欢用右爪的狗和用左爪的螃蟹。但大多数动物的左、右"手"有不同的用途，这一点和人类不一样。

269

# 做梦时我们的眼睛和大脑在飞速运转

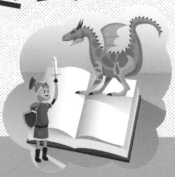

我们的大脑在晚上和白天一样活跃，整理发生在我们身上的事情，并储存记忆。

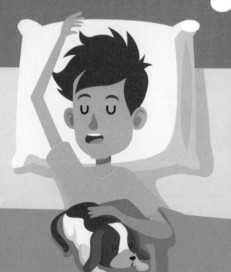

这个时候我们就进入梦境了，充足的做梦时间对健康很重要。我们的心率和呼吸变慢，身体并不会像我们梦中那样有各种动作。但是我们的眼睛会不停转动，即使它们是闭着的，这就是快速动眼时期，在这段时间里我们会做很多梦。

人类并不是唯一会做梦的物种。其他哺乳动物也会做梦，包括狗、松鼠、长颈鹿和鲸，还有一些鸟类。

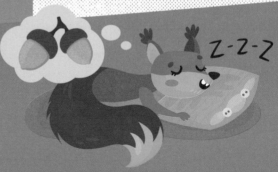

# 在浴缸里泡久了手指和脚趾会起皱

当我们的皮肤长时间泡在水里时，皮肤上的小血管会收缩，变得更窄，于是它们所在的皮肤层占据的空间就变小了，最上面的那一层会起皱。

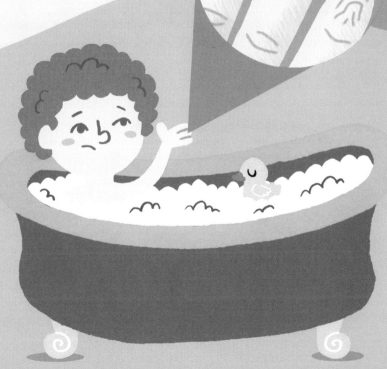

浸水后手指起皱也不是没有道理的。手指起皱的人比手指光滑的人更容易捡起湿的东西（或水里的东西）。

# 在必要的时候，身体会蚕食我们的骨头

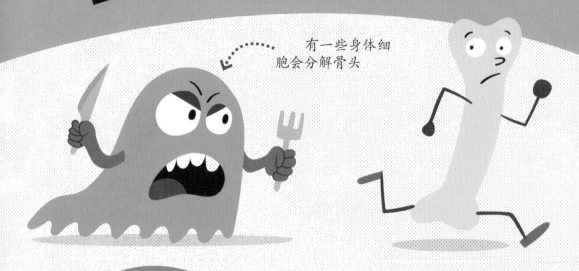

有一些身体细胞会分解骨头

我们的骨骼含有大量的钙、磷等基本成分。

但是我们的身体也需要钙和磷来完成其他重要的任务。如果不能从食物中获得足够的营养，身体就会开始分解骨头来释放一些它所需要的矿物质。我们不希望发生这种事，因为骨头对人体非常重要(见第36页)。

# 让人惊掉下巴的事情真的会让我们张大嘴巴

感到恐惧或惊讶时，我们可能会把眼睛睁得大大的，嘴巴也会张得大大的。

睁大眼睛是为了尽可能看清令人惊讶或恐惧的东西，这一点是合理的，但为什么要张大嘴巴呢？除非想尖叫，否则没有这个必要。

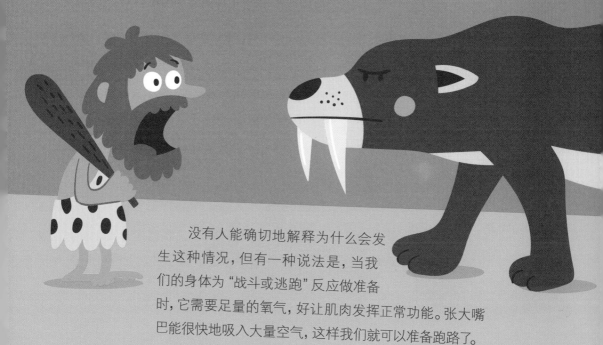

没有人能确切地解释为什么会发生这种情况，但有一种说法是，当我们的身体为"战斗或逃跑"反应做准备时，它需要足量的氧气，好让肌肉发挥正常功能。张大嘴巴能很快地吸入大量空气，这样我们就可以准备跑路了。

273

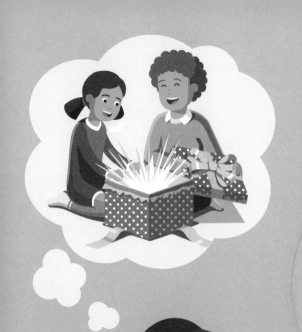

# 身体姿势会勾起我们的记忆

当身体摆出和我们试图记住某件事时同样的姿势时，我们能更好地记住这件事。所以，如果我们当时是跪在地上打开生日礼物的，要想记起有哪些生日礼物，不妨跪下来回忆一下。

另外，当时我们闻到的气味和听到的声音也能作为找到回忆的线索。

# 是我们的耳朵让我们感到眩晕

内耳

我们的内耳中有很多沐浴在液体中的细小毛发，是这些毛发让我们听到声音，也是它们让我们保持身体的平衡。当耳朵里的液体静止时，大脑就会知道我们的身体静止了。当我们躺下时，液体会流动，大脑就知道我们躺下了。

但是如果我们不停地旋转，大脑就跟不上液体的运动。我们先面对这个方向，然后又转到那个方向，接着换到另一个方向。速度太快时，大脑搞不清我们所处的位置和面对的方向，就会产生眩晕的感觉。停止旋转时，内耳中的液体会慢慢稳定下来，我们会感觉又恢复了正常。

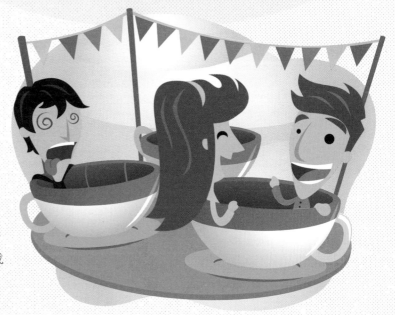

# 咳嗽、打喷嚏会
# 传播疾病

我们咳嗽时，声带会比平时打开得更大，为更多的空气腾出空间——这就是咳嗽声的来源。

咳嗽是为了把不应该在肺里的东西咳出来，它们可能是烟灰、黏液或跑错了地方的食物。

有的人咳得很厉害，持续时间也长，甚至会咳断自己的肋骨。

咳嗽时，空气以每小时160千米的速度从肺部排出。

打喷嚏时，我们会从鼻子和嘴里喷出黏液、水和身体细胞。

打喷嚏时，这些东西从鼻子里喷出来的速度可达每小时64千米。

喷嚏中的小水滴可以传播6米，一旦进入空调的循环系统，它可以传播到整个建筑物里。

一个喷嚏包含了40000多个微小的水滴。

一个人打喷嚏持续时间最长的纪录是976天。

通过喷嚏喷出的脏东西会在空气中停留几分钟，尤其是在潮湿的环境中，一些细菌可以存活45分钟。

一个喷嚏持续150微秒，即0.15秒。

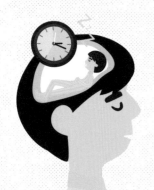

# 我们的身体有自己的**时刻表**

生物钟指的是我们的身体如何适应一天24小时。

如果我们生活在一个没有白天和黑夜的盒子里,我们仍然会睡大约8个小时,其余的时间都是醒着的,这就是身体运转的机制。

如果打乱了生物钟,比如乘坐长途飞机,人们可能会感到不适和困惑,因为我们的身体想要适应一个新时区。身体认为是时候睡觉了,而当地时间是早上;或者明明是半夜了,我们依然精力充沛。

# 我们体内的微生物也有自己的生物钟

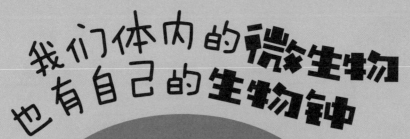

还记得那些不属于我们的细胞吗？它们也有自己的生物钟。它们希望我们在特定的时间吃饭，好为它们提供食物。如果晚餐没有按时来，它们会不高兴的。

如果我们跨越时区或因为某种原因彻夜未眠，肚子可能会不舒服。原因之一是我们打乱了微生物的生物钟，惹它们不高兴了。

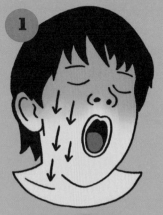

# 我们打哈欠是因为
# 大脑温度过高

我们可能认为打哈欠是因为累了或者觉得无聊，实际上没那么简单，打哈欠是为了给大脑降温。

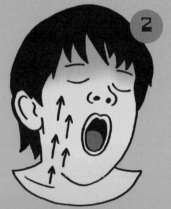

我们张大嘴巴时，它会挤压大脑的血管，挤压出热的血液。与此同时，冷空气进入口腔和肺部，冷却血液。然后闭上嘴，当血管完全打开时，凉的血液涌向大脑。

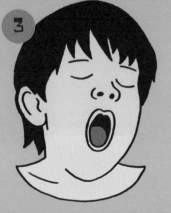

不只是人类会打哈欠，大多数动物也会，而且不一定是因为无聊而打哈欠。甚至妈妈肚子里的宝宝也会打哈欠。

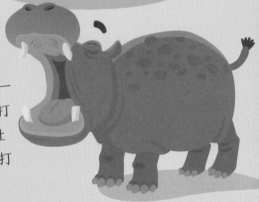

# 怕痒是一种自我保护方式

大多数人的某些身体部位都怕痒，比如肋骨、腋下、脚底和下巴下面。这些都是易受攻击的地方，而且一旦被攻击，后果非常严重。一些科学家认为，我们怕痒是因为要练习在安全的环境中保护这些地方。

这可能解释了为什么我们喜欢挠痒痒——挠痒痒的人和被挠痒痒的人都很享受。只是我们的身体还没有意识到而已。

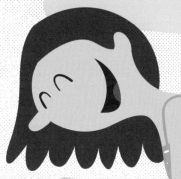

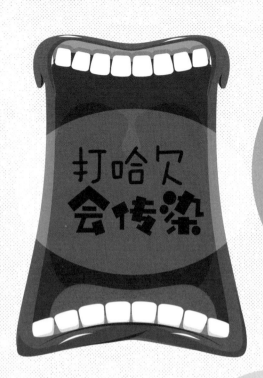

# 打哈欠会传染

看到别人打哈欠，或者读到关于打哈欠的书，我们很有可能会跟着打哈欠。打了一次哈欠后，很可能会再打一次。但并不是所有的哈欠都是这样传染开的，毕竟，得有人带头打个哈欠！

我们很少注意到自己打哈欠后会闭上嘴巴，我们只注意到开头部分。

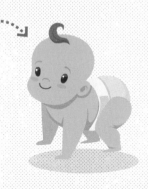

孩子在4岁之前是不会被"传染"打哈欠的。看到别人打哈欠时，自闭症患者也跟着打哈欠的可能性要小得多。

# 我们感觉冷时，鼻子会变红、流鼻涕

出门吹冷风时，我们得随身多带点纸巾，为什么感觉到冷就会流鼻涕呢？

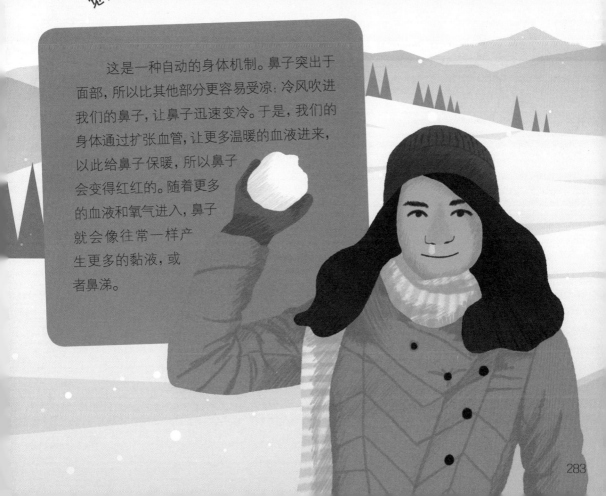

这是一种自动的身体机制。鼻子突出于面部，所以比其他部分更容易受凉：冷风吹进我们的鼻子，让鼻子迅速变冷。于是，我们的身体通过扩张血管，让更多温暖的血液进来，以此给鼻子保暖，所以鼻子会变得红红的。随着更多的血液和氧气进入，鼻子就会像往常一样产生更多的黏液，或者鼻涕。

# 我们的身体需要阳光来保持健康

户外活动对身体有益，不仅是因为我们能呼吸到新鲜空气或四处跑动。

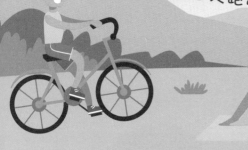

就像植物利用阳光制造葡萄糖一样，我们的身体也利用阳光来合成维生素D。皮肤白皙的人每天只需15~20分钟的日晒就可以产生所需的维生素D，而皮肤很黑的人可能需要两个小时。但前提是将皮肤直接暴露在阳光下，而且不要涂防晒霜。

我们的身体还需要维生素D来强健骨骼，谁不想拥有挺拔的身材呢？

# 古罗马人几乎不会笑

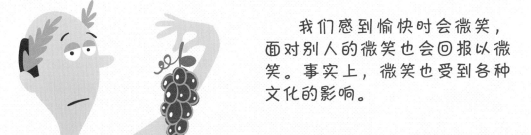

我们感到愉快时会微笑，面对别人的微笑也会回报以微笑。事实上，微笑也受到各种文化的影响。

古罗马人的语言中没有表示微笑的单词，他们的照片和雕像中也没有人微笑。有些人认为古罗马人很少出于表示友好而微笑，因为这不是他们文化的一部分。

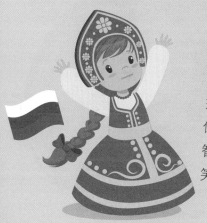

即使是现在的某些地方，没来由地微笑也会让人觉得不舒服。在俄罗斯，人们很少微笑，拍照时也从不微笑。微笑有时被认为是愚蠢的表现。但在中国和大部分欧洲国家，微笑是智慧的象征。在某些场合，过多的微笑会让你看起来不诚实。

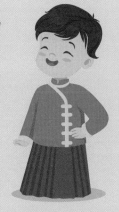

# 关于身体的**趣闻**

被毒蛇咬了,不要试图吸出毒液,这么做是没用的。

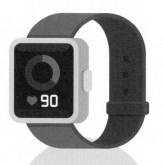

会卷舌头不完全是基因的问题,有的同卵双胞胎一个会卷舌头,而另一个不会。

剪短头发和睫毛后重新长出来的部分不会变粗。

打喷嚏时心跳没有停止。

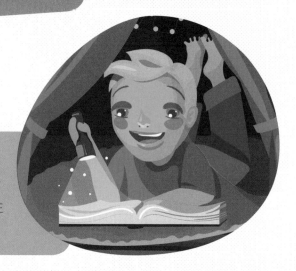

躲在被子里用手电筒照着看书或在其他昏暗的环境里看书,虽然不会严重伤害我们的眼睛,但会带来暂时性的眼部疲劳,长此以往会影响视力。

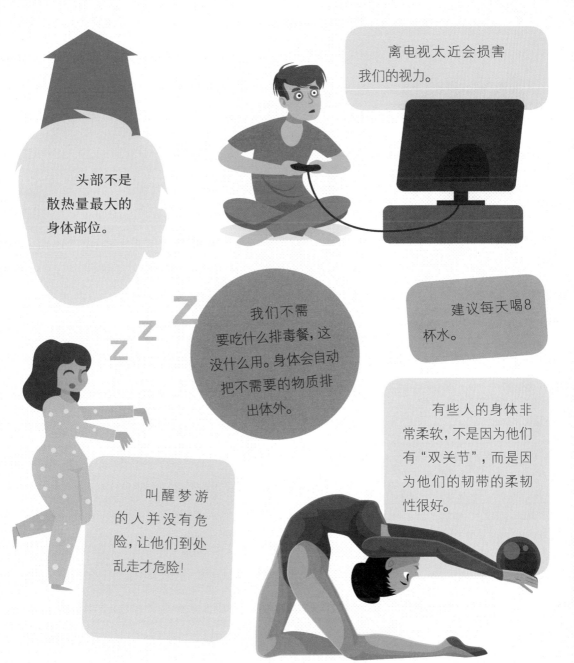

离电视太近会损害我们的视力。

头部不是散热量最大的身体部位。

我们不需要吃什么排毒餐，这没什么用。身体会自动把不需要的物质排出体外。

建议每天喝8杯水。

有些人的身体非常柔软，不是因为他们有"双关节"，而是因为他们的韧带的柔韧性很好。

叫醒梦游的人并没有危险，让他们到处乱走才危险！

# 抓痒对身体有益

没有人说得清为什么身体会有痒的感觉，但抓一下会让人感觉舒服。奇怪的是，如果没有感到痒就去抓，可能会弄伤皮肤。

挠痒痒可以把叮咬我们皮肤的昆虫赶走。这比我们用其他方式（如逃离）要好得多。

有的人没有受到任何刺激也会不断地发痒，觉得自己的皮肤下面或上面有虫子在爬。

# 扭动身体
## 可以帮助我们暂时缓解尿意

人们想要小便但又去不成的时候会做很多奇怪的事。

他们会交叉双腿，扭来扭去，敲手指，跺脚。显然，这些都不会让膀胱变大。膀胱已经装满了，不去小便的话，它永远不会缩小。那么，这样乱动有什么用呢？

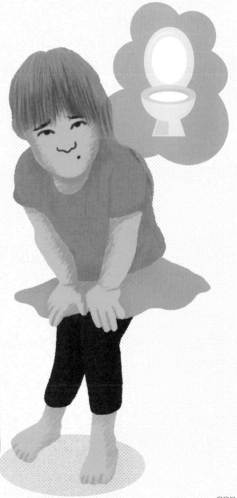

实际上，这些都是转移注意力的活动。抖动、扭动和轻拍会让我们的大脑专注于做这些事。这样我们就不会把太多注意力放在迫切需要去做的事情上了（但是最好不要憋尿）。

# 脸红是我们的身体在说抱歉

我们做了一些自认为愚蠢和尴尬的事情时，可能会脸红。皮肤白的人不仅脸颊会变红，可能脸上其他部分，甚至脖子和胸部也会变红。然后我们会因为脸红而更加尴尬，就更加脸红。

虽然脸红看起来很傻，但脸红是有用的。它在告诉别人，我们对自己的所作所为感到抱歉。这种没有攻击性的表现会让对方的态度温和下来。对于经常互相争斗的人类祖先来说，脸红的样子可以保证他们的安全。

# 噪声会影响眼睛

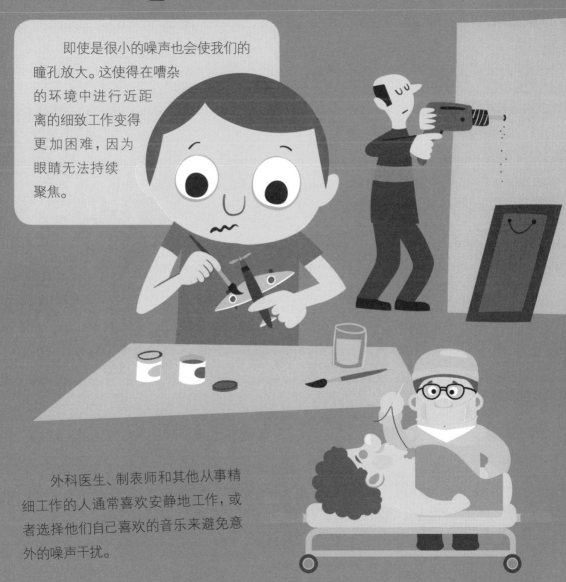

即使是很小的噪声也会使我们的瞳孔放大。这使得在嘈杂的环境中进行近距离的细致工作变得更加困难，因为眼睛无法持续聚焦。

外科医生、制表师和其他从事精细工作的人通常喜欢安静地工作，或者选择他们自己喜欢的音乐来避免意外的噪声干扰。

# 大哭一场的确会让人好受很多

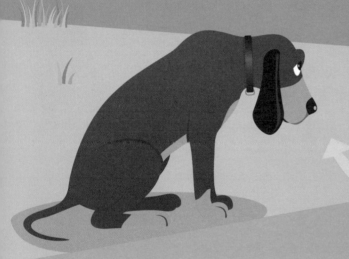

在一项实验中，观看了悲剧电影后大哭一场的观众在90分钟后心情比看电影之前要好。但这种效果不是即时性的，也就是说，刚哭着看完电影时，人们的心情会变糟。

其他动物在哭的时候不会流出眼泪，没人说得清为什么只有人类会这样。

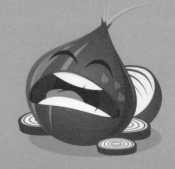

眼泪不只是盐水，其中含有160多种化学物质。我们难过或生气时流的眼泪和被烟呛到或切洋葱时流的眼泪是不一样的。前者更黏稠，从脸上淌下来的速度没有那么快，这是在告诉别人，我们很悲伤或很脆弱。

# 大笑对身体有益

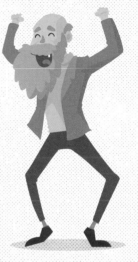

哈哈哈

人类是唯一会哈哈大笑的动物。被挠痒痒或玩耍时，猿类会发出喘气的声音，我们哈哈的笑声可能就是由此演化而来的。

哈哈哈

大笑会让我们的心跳加速10%~20%，也算是一项很好的运动了。

哈哈

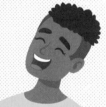

在宝宝长到3~4个月大的时候，即使还没学会说话，他们就已经会笑了。耳聋和眼盲的宝宝也会笑，这就说明他们不是通过模仿别人才学会笑的。小孩笑的频率比大人高。大笑对身体有好处，所以长大后我们应该像小时候那样多笑笑。

# 身边没有人时
## 我们很难笑出声

### 大多数人独处时不会笑

笑是一种社交黏合剂。它帮助我们与他人相处，表明我们喜欢他们或赞同他们所说的话。如果别人笑了，我们也可能会笑——笑可以传染。我们和别人在一起时笑的可能性是自己独处时笑的30倍。

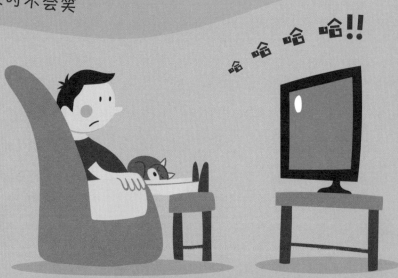

哈哈哈哈!!

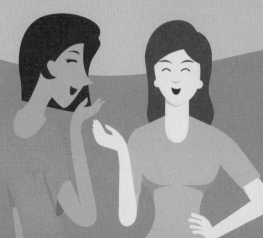

和倾听的人比起来，说话的人笑得更多，尤其是女性。平均来说，说话的女性比倾听的人笑的频率高一倍多(126%)。

# 关注自己的**身体语言**

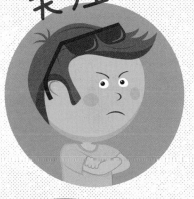

有些身体语言在各地都代表同样的意思。比如交叉手臂、皱起眉头，表达的是生气或有敌意。但有些身体语言不是通用的。

在北美和欧洲竖起大拇指是可以的，但在孟加拉国和中东的部分地区则是不礼貌的。

在亚洲，勾勾手指示意别人向你走来是很不礼貌的。在菲律宾做这个动作甚至可能被捕，因为这个动作是专门用于狗的（它们会理解吗？）。

走开！

手掌向下挥动在北美、英国和澳大利亚表示"走开"，但在印度、越南和菲律宾表示"过来"。

过来！

# 耳朵因为受到压力而发出"啪"的声音

有过坐飞机或爬高山经历的人通常会感到耳朵被堵住了，通常是在吞咽或者打哈欠的时候直到听到"啪"的一声响后才会通畅。这是因为你体内和体外的气压不同。

我们的内耳含有空气，通常与外界空气的压力相同。但如果外部气压发生了快速的变化，如像飞机起飞或降落时发生的那样，耳朵调整得不够快，就会感觉很闷。

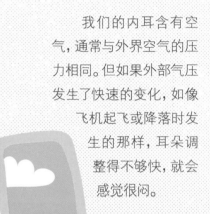

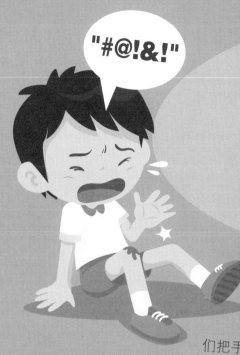

# 适度发泄情绪
## 对身体也有好处

如果我们受伤了，随之说了一句粗话，会让我们感觉舒服一点。但可能会因为骂人而惹上麻烦。

在一项测试中，人们把手放在一桶冰水里，那些被允许大喊大叫的人坚持的时间要比说其他话或保持安静的人长30%。

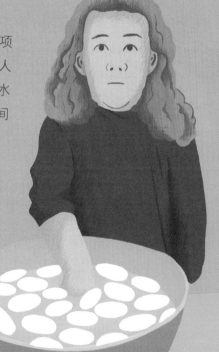

女孩相对来说比男孩更能忍受疼痛。红头发的人似乎与金发或黑发的人感觉疼痛的方式不同。红头发的人把手放在冰桶里坚持的时间是其他肤色的人的1.5倍多。

# 一切都变了！

人们几千年来一直在改造自己的身体。

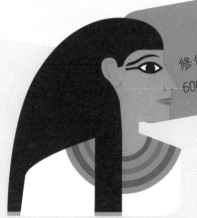

人们使用化妆品修饰容貌已经有至少6000年的历史了。

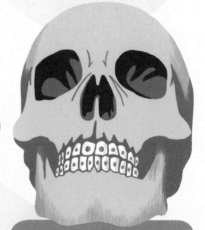

去除体毛至少可以追溯到古埃及时期。

中美洲的玛雅人把小宝石镶在牙齿上。

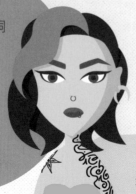

除了穿耳洞外，有些人还会在身体其他部位打洞。少数人有超过400个身体穿刺饰品。

玛雅人还把他们的婴儿绑在木板上，迫使他们的头骨长成长条形。

通过文身在皮肤上留下永久性图案已有几千年的历史。

从17世纪到19世纪，日本罪犯的脸上或手臂上会有文身，这样每个人都能看到他们做了什么。

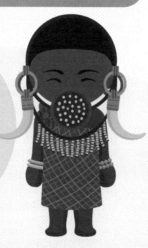

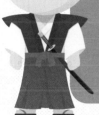

慢慢地拉伸下唇，以此改变唇形的做法至少有1万年的历史了。

有些人通过切割皮肤使瘢痕组织生长，从而在皮肤上形成装饰性的几何图案。

在一些地方，人们把牙齿磨尖，看起来像凶猛的动物。

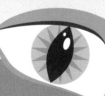

今天，有些人戴隐形眼镜是为了改变眼睛的颜色和瞳孔的形状。

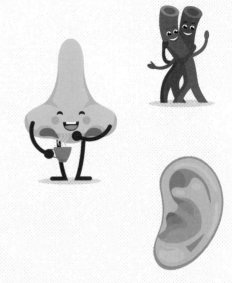
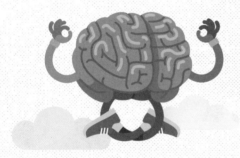